KB151559

유방암
100문100답

유방암센터지음

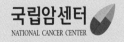

국립암센터
NATIONAL CANCER CENTER

추천사

　지난 2001년 개원한 국립암센터는 우리나라 사망원인 1위인 암으로부터 국민을 보호하기 위하여 설립된 국가중앙기관으로서, 암의 발생률과 사망률을 낮추고 암 환자의 삶의 질을 높이기 위해 불철주야 노력하고 있습니다.

　유방암은 우리나라에서 한 해 29,729명 발생하고, 2,634명이 사망하는 암으로써, 여성에서 발생률 2위, 사망률 7위의 질병입니다. 유방암은 5년 생존율이 91.2%로 매우 높은 암이지만, 늦게 발견되는 경우 여전히 완치가 쉽지 않습니다.

　병원에서 암에 걸렸다는 진단을 받으면 누구든지 한동안 일종의 공황 상태에 빠지게 됩니다. 이어서 치료에 대한 막연한 두려움이 들고, 구체적인 내용과 경과에 대한 궁금증도 생기게 됩니다. 우리나라는 인터넷 강국으로 각종 웹사이트와 유튜브에 암에 대한 이야기가 많이 나와 있지만, 부정확한 정보의 홍수 속에서 암 환자나 가족들의 불안과

의문을 해결해 줄 수 있는 정확한 정보는 구하기 어렵기 때문에 환자와 가족들은 답답함을 느끼게 됩니다.

국립암센터는 국가암정보센터(www.cancer.go.kr)를 운영하고 있으며, 암 관련 통계와 자료를 국민들에게 제공하고 있지만, 유방암 환자들이 궁금해하는 질문에 답하고자, 국립암센터 유방암센터에서는 유방암 100문 100답을 기획하였습니다.

이 책은 유방암에 대해, 예방, 조기검진, 치료와 정신건강에 이르기까지 폭넓게 다루고 있습니다. 2008년 초판을 낸 이래, 2011년에 2판, 2014년 3판을 펴냈고, 8년 만에 4판을 발간하게 되었습니다.

유방암은 사회적인 활동을 활발하게 하는 40대에 가장 많이 발생하여 이로 인해 사회적 손실이 매우 큽니다. 현재 유방암의 치료는 매우 발달되어 있어서, 초기에 치료받으면 그 예후가 아주 좋습니다.

또한 유방암은 임상시험이 활발히 진행되는 질환으로서, 많은 연구 결과에 따라 진단과 치료법에 큰 변화가 있어 왔습니다. 이러한 변화된 진단과 치료법에 대한 정보들이 새롭게 정리된 『유방암 100문100답』 4판에 수록돼 있습니다.

환자분들과 그 가족들에게 이 책이 두루 도움이 되기를 바라며, 이 책을 준비해 주신 유방암센터 이시연 센터장을 비롯한 여러분들께도 감사드립니다.

- 국립암센터 원장 서홍관

4판 책머리에

국립암센터에서 발간하는 100문 100답의 시작을 열었던 유방암 100문 100답이 4판 개정판을 발간하게 되었습니다. 지난 3판 개정판이 2014년에 발간된 이래 8년이라는 시간이 흘렀습니다. 학문이 발전하게 되면서 8년이라는 시간은 유방암 치료에 있어도 많은 변화를 가져올 수 있는 충분한 시간이 됩니다.

이번 개정판 4판에서 추가한 질문은 실제 진료실에서 환자들이 많이 하시는 질문을 추가하였습니다.

유방암 유발의 원인 중의 하나인 유전자검사에 대한 내용을 보강하였습니다. 이제는 유전자 검사를 시행하여야 하는 고위험군의 환자에게 유전상담은 기본이 되고 있는 상황을 반영하려 하였습니다. 또한 유방암은 임상시험이 매우 활발히 진행되고 있는 질병군으로서, 이러한 임상시험의 결과에 기반한 여러가지 항암화학치료, 표적치료, 면역치료 등의 최신의 내용을 추가하였습니다. 그리고, 진행성 유방암 치료의 기본이 되는 수술 전 선행화학 치료에 대한 내용을 보강하였습니다. 국소치료의 기본이 되는 수술 후 방사선 치료에 대한 내용을 환자의 시각에서 궁금증을 해소해 드리기 위해서 보강하였습니다. 그리고, 유방암 환자 중 원격전이가 이루어진 환자들의 치료에 대해서 내용을 추가하였습니다. Covid-19이라는 바이러스 시대에 유방암 환자들이 궁금해하는 예방접종에 대해서 보강하였습니다. 이제는 유방암이 진단되면, 과거와는 달리 5년 생존율이 매우 높은 시기에 적극적인 치료를 시행한 5년 이후의 생활과 검사 등에 대해서도 언급합니다.

스마트폰에서 몇 번의 클릭으로도 원하는 정보를 찾을 수 있는 '정보의 홍수' 시대에서 유방암 100문 100답 4판이 유방암 환자들의 궁금증을 해결해 드릴 수 있는 안내서가 되고자 합니다. 너무 많은 정보가 유방암 진단으로 판단력이 흐려질 수 있는 유방암 환자들에 든든한 지지대로서 조금이나마 도움이 되기를 기대합니다.

- 유방암센터장 이시연

항암화학치료

호르몬 치료와 표적치료

방사선 치료

것 같았습니다. 그런데 시간이 지나면서 '왜 하필 이런 병이 나에게 생겼나?' 하는 생각에 화가 나기 시작했습니다. 주변의 위로에도 짜증만 날 뿐입니다. 어떻게 하면 좋을까요? 119

유방암 예방과 검진

01. 유방암을 예방하기 위해 어떻게 해야 하나요?

아직까지 유방암을 예방하기 위한 확실한 예방 수칙은 없습니다. 다만 유방암의 위험요인으로 알려진 것을 일상생활에서 피하고 정기적인 검진을 통해 조기에 발견하도록 권고하고 있습니다.

특히 여성호르몬(에스트로겐)에 노출이 많을수록 유방암의 위험성이 높아집니다. 초경이 빠르거나 폐경이 늦은 경우, 출산을 하지 않거나 모유수유를 하지 않는 경우 등이 있습니다. 그리고 여성호르몬제를 약으로 복용하는 경우가 있는데 경구피임약, 폐경 후에 산부인과에서 처방 받는 여성호르몬제제 등이 있습니다. 폐경 후 폐경 증상(얼굴 화끈거림, 불면증, 우울감, 골다공증 등)이 심해서 여성호르몬제를 처방받아 복용하는 경우가 많은데

이를 장기간 복용할수록 유방암의 위험성이 높아지기 때문에 약을 복용하면서 정기적으로 유방 검진을 받을 것을 권고합니다. 그리고 또 한가지 중요한 위험 요인은 비만입니다. 내 몸의 지방세포에서도 여성호르몬이 분비되기 때문에 적절한 식습관과 운동을 통해 적정 체중을 유지하는 것이 예방에 중요합니다.

02. 유방암 조기 검진은 언제부터 무슨 검사를 하나요?

한국유방암학회와 국립암센터가 권하는 유방암 조기검진 권고안에 따르면 30세 이후 매월 유방 자가 검진을 하고, 35세 이후 2년 간격으로 의사에 의한 임상 진찰을 추가하고, 40세 이후에는 1~2년 간격으로 의사에 의한 임상진찰과 더불어 유방촬영을 시행하고, 고위험군(가족력 등)의 경우에는 유방 전문 의사와 상담할 것을 권하고 있습니다.

우리나라의 경우 치밀 유방인 여성이 많기 때문에 유방촬영에서 병변이 잘 확인되지 않는 경우가 많아 필요시 유방초음파 검사를 추가하는 경우도 있습니다. 유방촬영과 유방초음파 2가지 검사로 대부분의 유방암은 진단할 수 있습니다.

유방암 검사는 얼마나 자주 해야 하나요?

유방암을 조기에 발견하기 위해서는 자가검진만으론 안 되고 의사의 진찰과 영상의학적 유방 검사를 정기적으로 받아야 합니다. 보건복지부와 국립암센터의 유방암 조기검진 권고안에 따르면 증상이 없을지라도, 30세 이후의 여성은 매월 유방 자가검진을 하고, 35세 이후에는 2년에 한 번 정기적으로 의사의 임상진찰을 받으며, 40세 이후에는 1~2년마다 의사의 임상진찰과 함께 유방촬영술을 받도록 권하고 있습니다.

30세 이후	매월 유방 자가검진
35세 이후	2년 간격으로 의사에 의한 임상진찰
40세 이후	1~2년 간격으로 의사에 의한 임상진찰 1~2년 간격으로 유방 촬영
고위험군	의사와 상담

〈유방암 검진 권고안〉

건강한 유방과
유방 양성 질환

03. 유방 검사를 하였는데 혹이 보인다고 합니다. 이러한 경우에 모두 유방암인가요? 양성혹과 악성혹 중에 어떤 것이 유방암인가요?

유방 검사에서 혹이 보인다고 해서 모두 유방암은 아닙니다. 유방암으로 진단하기 위해서는 검사들이 필요합니다. 일단 유방 촬영과 유방 초음파 검사에서 혹이 보이는 경우에, 그 등급을 평가해서 유방암으로 의심되는 나쁜 모양의 혹의 경우에는 조직검사가 필요하게 됩니다. 여러 방법의 조직검사를 통해서 조직을 채취하여 현미경으로 확인하여 유방암인지 여부를 결정하게 됩니다. 또한 악성 혹은 유방암을 지칭하는 말로서 양성혹은 혹 중에 암이 아닌 혹을 양성혹이라고 지칭 합니다.

가장 흔하게 발견되는 양성 질환

초음파에서 물혹이 많이 보인다는데 유방암으로 변하는 건 아닌가요?

흔히 유방의 물혹이라고 말하는 것은 의학적으로 유방 낭종(cyst)이라고 부르며, 단순 낭종 외에 섬유낭종, 섬유낭병 등이 이에 해당합니다. 일반적으로 단순 낭종은 암으로 될 가능성이 거의 없기 때문에 정기적으로 검사만 하면 됩니다.

초음파에서 섬유선종이 의심된다고도 하는데 어떻게 해야 하나요? 꼭 제거해야 하나요?

섬유선종(fibroadenoma)은 대표적인 양성 종양입니다. 섬유선종 같은 양성 종양은 젊은 여성에게서 흔히 보이며, 폐경 전에는 크기가 약간 커지거나 여러 개가 새로 생길 수 있으나 폐경 후에는 크기의 변화가 없거나 오히려 감소할 수 있습니다. 유방암 발생에 영향을 주지 않는 것으로 알려졌기 때문에 꼭 제거해야 하는 것은 아닙니다. 조직검사에서 섬유선종 진단이 나오면 일반적으로 6개월 후 또는 1년 후의 추적 검사를 권합니다. 조직검사에서 양성 종양으로 진단되었으나 영상의학적 검사(유방촬영술 또는 유방초음파)에서는 유방암이 의심되어 결과가 일치하지 않는 경우, 혹이 만져지거나 유방 통증 등의 증상을 동반해 환자가 고통스러울 경우, 추적 검사 중 크기가 커지거나 모양이 유방암을 의심하게끔 변한 경우에는 수술을 통해 진단 겸 치료를 할 수도 있습니다. 이때 환자는 담당 의사와 충분히 상담한 후 치료 계획을 세우면 됩니다.

04. 어떤 사람이 유방암이 잘 걸리게 되나요?

유방암은 평소 건강한 사람에게서도 발생합니다. 유방암은 특히 다른 한쪽 유방에 암이 있는 경우, 몸이 비만한 경우, 어머니나 자매 혹은 딸이 유방암을 앓은 경우, 난소암이나 자궁내막암의 병력이 있는 경우, 첫 출산이 늦은 경우, 초경이 빠르고 폐경이 늦어 여성호르몬 분비 기간이 긴 경우, 분만 경험이 없는 경우, 음주 습관이 있거나 지방질이 많은 음식을 섭취하는 경우에 많이 나타나는 것으로 알려져 있습니다. 또한 모유 수유를 하지 않은 여성의 유방암 발생률이 높습니다. 하지만 이러한 위험인자가 없어도 유방암이 생길 수 있습니다.

유방암의 원인

05. 유방암과 여성호르몬은 관련이 있나요?

여성호르몬(주로 에스트로겐)의 분비 기간이 길수록 유방암에 걸릴 위험이 커진다고 알려졌습니다. 대규모 연구에 따르면 폐경 후 호르몬 대체요법은 유방암 발생 위험성을 증가시키는 것으로 나타났습니다. 호르몬 복용이 직접적으로 발암을 유도하는 것은 아니지만 대규모 임상관찰에서 통계적으로 의미가 있을 만큼 발생률이 높아졌습니다. 따라서 폐경 후의 호르몬 대체요법은 정기적인 유방암 검진과 함께 시행하도록 되어 있습니다. 또한 같은 이유로 현재까지는 유방암 환자의 폐경 후 호르몬 대체요법은 금기입니다. 그러나 여성호르몬으로 만드는 약물 중 하나인 경구피임약의 경우에는 유방암과의 관련성이 밝혀지지 않았습니다.

06. 저는 가슴이 큰 편입니다. 저 같은 경우에는 유방암이 더 잘 걸릴 수 있나요?

유방의 크기와 암 발생과는 연관성이 없습니다. 단, 비만은 그 자체가 유방암 발생을 증가시킬 수 있습니다. 또한 비만은 유방암 치료 후에 재발의 위험을 높이는 위험 인자로 보고되고 있습니다. 최근 유방 보형물이 유방 내 림프암(anaplastic large-cell lymphoma)의 발생을 높인다는 보고가 있지만, 이러한 식염수 보형물이나 실리콘 보형물이 일반적으로 유방암의 위험을 키운다는 증거는 아직 없습니다. 하지만 비의학적으로 파라핀이나 공업용 실리콘 따위를 가슴에 직접 주입하는 것은 피해야 합니다. 그런 이물질 자체가 몸에 해로울 뿐 아니라 유방암을 진단하기 어렵게 만듭니다.

07. 유방암이 남자에게도 생길 수 있는가요?

남성에게도 유선 조직이 있기 때문에 드물지만 유방암이 발생할 수 있습니다. 하지만 남성 유방암의 빈도는 여성 유방암의 1% 정도로 보고되며, 평균 진단 연령이 여성보다 10년쯤 높습니다. 이처럼 흔하지 않은 만큼 보다 진행된 상태에서 암으로 진단되는 경우가 많고, 예후도 대체로 여성의 경우보다 좋지 않습니다.

남성 유방암은 주로 60~70세 사이에 생기지만 어떤 연령에서도 발생이 가능하므로 주의해야 합니다. 성인 남자의 유방은 대부분 내분비 계통의 이상으로 커집니다. 생리적으로 정상적인 남자에게도 약간의 여성호르몬이 있으나 남성호르몬의 양에 비하면 극히 미미하여 그 효과가 거의 나타나지 않습니다. 하지만 어떤 이유에서든 호르몬 균형이 깨지면서 상대적으로 여성호르몬의 비율이 높아지면 유선 조직이 자극을 받아 여성처럼 유방이 발달하게 됩니다. 남성 유방암의 치료 방법은 여성과 비슷합니다.

유방암의 증상과 자가검진

08. 저의 유방에 뭔가 단단한 것이 만져지는 것 같아요. 이러한 경우 유방암인가요?

유방에 단단한 멍울이 잡힌다고 모두 유방암은 아닙니다. 20~30대 젊은 여성의 유방에서 흔히 만져지는 크고 작은 멍울은 섬유선종(fibroadenoma), 섬유낭종·낭병(fibrocystic change, fibrocystic disease) 등과 같은 양성 종양입니다. 하지만 일부의 젊은 여성과 40대 이상의 여성에서 새롭게 만져지는 단단한 멍울은 유방암의 가능성도 있습니다. 즉, 유방의 단단한 멍울은 양성 종양일 수도 있고 유방암의 가능성도 있습니다.

멍울이 만져져서 병원을 방문하게 되면, 유방촬영술이나 유방초음파 등의 검사를 하는데, 검사 결과에서 유방암이 의심되는 경우에는 조직검사를 하게 됩니다. 모양이 유방암 아닌 양성 종양으로 보일지라도, 추적 검사 중 빠르게 자라거나 유방암이 의심되는 모양으로 변하는 경우에는 조직검사를 할 수 있습니다. 조직검사를 한 것 중 일부에서 유방암으로 진단됩니다.

멍울이 만져진다고 해서 앞으로 유방암의 발생 가능성이 높아지는 것도 아닙니다. 이러한 멍울들은 주로 유방 실질이 가장 많은 부분인, 유두와 겨드랑이를 잇는 부분에서 만져집니다. 정상적인 조직 외에 단단하면서 잘 움직이지 않는 멍울이 만져진다면 병원을 방문하여 검사를 받는 게 좋습니다.

09. 유방과 유두근처가 계속 아픕니다. 유방암을 의심해야 하나요?

유방 통증은 유방 진료실에 오는 환자들이 가장 많이 호소하는 증상입니다. 하지만 일반적으로 유방 통증이 암과 관련된 경우는 매우 적습니다. 유방암 초기 단계에 통증이 따르는 경우도 거의 없습니다. 우리나라 여성에게서 흔히 볼 수 있는 치밀유방의 경우, 유방 조직이 멍울처럼 만져지며 생리 전 유방 통증을 많이 호소합니다. 따라서 통증이 있다고 해서 바로 유방암을 걱정할 필요는 없습니다.

하지만, 진행된 유방암의 경우 단단한 멍울과 함께 통증이 생길 수 있으므로 진료를 받아 보는 편이 좋습니다. 암과 무관한 유방 통증에는 감마리놀렌산(linolenic acid)이 주성분인 달맞이꽃 기름이 효과가 있습니다.

10. 유두에서 분비물이 나오면서 가렵고 피부가 벗겨집니다. 유방암 일 수 있나요?

유두 분비물은 정상 상태에서 나오기도 하지만 양성 종양 또는 암이 유관을 침범하거나 유관에서 발생했을 때도 나타날 수 있습니다. 생리적인 경우를 제외하고 유두 분비물의 가장 흔한 원인은 유방암 아닌 양성 유두종(intraductal papilloma)이며, 뇌하수체의 이상으로 프로락틴(prolactin, 유즙분비호르몬), 즉 뇌하수체 전엽의 산호성 세포에서 분비되어 유즙(젖)의 분비를 자극하는 호르몬이 혈중에 높은 농도로 존재해도 유두 분비물이 생깁니다. 유두 분비물이 있는 환자의 5~10% 정도에서만 유방암이 발견됩니다.

양쪽 유두에서 무색 투명하거나 모유와 같은 흰색 분비물이 나온다면 생리적인 유두 분비물일 가능성이 높습니다. 그러나 한쪽 유두에서만, 혹은 특정한 유관에서만 분비물이 나오는 경우, 분비물이 초콜릿 빛을 띠거나 피가 나오는 경우에는 양성 유두종 또는 유방암과 관련되었을 가능성이 큽니다.

그 밖에 유두가 함몰되었거나 청결치 못해도 유두에 염증이 생겨 습진 같은 증상이 나타날 수 있습니다. 유방암 중에서 파제트병(Paget's disease)이라는 것은 유두에서 생기기 시작합니다. 유두에 습진과 같은 증상이 나타나고, 병이 진행되면서 유두가 차츰 뭉그러집니다. 유두에 빨갛게 난 습진은 치료를 해도

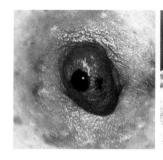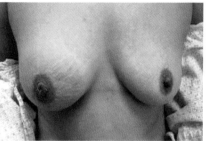

〈왼쪽: 검붉은 색의 분비물이 유두에 맺혀 있다.
오른쪽: 오른쪽 유두가 왼쪽 유두와 다르게 습진 양상으로 변해 있다.〉

잘 낫지 않고 피가 나기도 하는데, 특히 유두 아래쪽에서 덩어리가 만져지면 유방암일 가능성이 있으니 의료진에게 진찰을 받아야 합니다.

 자가검진으로 유방암을 발견할 수 있습니까? 자가검진은 어떻게 하는 거죠?

멍울로 나타나는 유방암은 자가검진으로도 발견할 수 있습니다. 자가검진의 시기는 생리가 끝난 후 2~7일째가 가장 좋으며, 폐경기 이후 또는 자궁적출수술을 받은 경우에는 한 달 중 하루를 택하여 매달 정기적으로 시행하는 것이 좋습니다. 방법은 다음과 같습니다.
- 자가검진 부위는 위로는 쇄골(빗장뼈)에서부터 아래로는 유방과 복부 근육이 만나는 선까지, 가운데 흉골 중심선에서부터 바깥쪽으로는 액와(겨드랑이) 중심선까지입니다.
- 거울 앞에 서서 양손을 허리에 놓고 몸을 앞으로 살짝 기울입니다. 양쪽 유방을 비교하면서 유방 모양이 평소와 다른지, 돌출 또는 함몰 부위가 있는지를 살핍니다. 팔을 위로 뻗고 다시 한 번 살펴봅니다.

- 똑바로 누워 어깨 뒤를 수건 등으로 받쳐 가슴이 펴지도록 합니다. 왼 팔을 들고 오른손 가운데 세 손가락을 이용해 동전 크기만큼의 원을 그리며 얕은 깊이, 중간 깊이, 깊숙한 깊이로 겹쳐가면서 왼쪽 유방을 만져봅니다. 만질 때는 위아래 지그재그 식으로 만져야 유방 조직을 놓치지 않습니다. 오른쪽 유방도 동일하게 시행합니다.
- 겨드랑이와 쇄골 부위를 만져봅니다. 겨드랑이는 팔을 올리고 내린 상 태에서 각기 만지고, 쇄골 부위는 쇄골 위쪽을 따라가며 시행합니다. 유방암이 심한 경우에는 림프절이 커져서 쇄골 부위에서도 만져지기 때문입니다.

〈유방의 자가검진〉

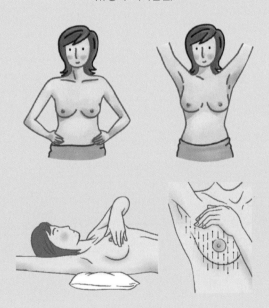

유방암의 검사

11. 유방 촬영을 할 때 가슴이 꽉 눌려서 너무 아픈데 정기적으로 꼭 해야만 하나요? 유방초음파 검사로 대신하면 안 되는 건가요?

유방촬영술은 흉부, 복부 등의 일반 촬영과는 다른 특수 촬영입니다. 유방과 흉근의 일부를 포함시켜 상당한 압박을 가해야만 유방 조직이 얇게 펴집니다. 이때 적절한 압력이 가해지지 않으면 환자의 X선 피폭량이 많아지고, 촬영 사진이 뿌옇게 흐려져 유방에 이상이 있어도 제대로 찾기가 어렵습니다. 적절하게 눌러서 찍힌 영상일수록 선명하게 보여 진단에 도움을 줍니다. 유방을 누르지 않고 찍는 촬영기는 없습니다. 유방촬영술은 가장 기본적이고 우선적인 영상의학적 검사로, 증상이 없는 유방암 발견에 매우 유용합니다.

조기 유방암의 가장 흔한 소견 중 하나인 미세석회도 유방촬영술에서 가장 잘 보이며 초음파 검사로는 찾아내기 어렵습니다. 유방초음파 검사만 하는 사람의 경우, 미세석회로 발현되는 조기 유방암을 놓치고 나중에 진행된 상태에서 발견하게 될 가능성이 있습니다. 유방암의 위험 요소를 지닌 젊은 여성에 대해 선별검사로 유방초음파를 먼저 시행하는 수가 있으나, 이런 경우라도 필요하다면 유방촬영술을 추가로 시행해야 합니다.

12. 유방 촬영 결과 치밀유방이라고 하네요. 무슨 의미인가요?

치밀유방이란 진단명이 아니라 유방의 상태를 표현하는 용어입니다. 치밀유방 소견이 보인다는 말은 유선 조직이 풍부하고 지방 조직은 상대적으로 적어서 유방 촬영 사진에서 유방이 하얗게 보인다는 뜻이고, 무슨 이상이 있다는 뜻이 아닙니다. 유방 촬영 사진에서 유선은 하얗게, 지방은 검게 나타납니다. 그러나 유방암을 비롯한 이상 소견 또한 실질조직인 유선에 주로 생기고 정상 유선 조직과 마찬가지로 하얗게 보이기 때문에 잘

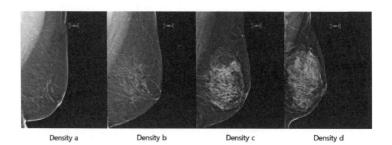

Density a　　　　Density b　　　　Density c　　　　Density d

구별되지 않을 수 있습니다. 젊은 여성은 대체로 유선이 많고 지방이 적은 치밀유방인 경우가 많고 나이가 들수록 유방 실질 조직이 줄고 지방이 상대적으로 증가하는 경향을 보입니다. 그러나 폐경기 여성의 약 30%에서는 나이와 상관없이 계속해서 치밀유방 조직을 보일 수 있습니다. 유방촬영술에서 치밀유방 소견이 보이는 경우, 보조 검사로 유방초음파 검사를 할 수도 있습니다.

13. 유방 촬영 검사에서 미세석회가 보인다고 합니다. 무슨 뜻이고, 어떻게 해야 합니까? 입체정위적 조직검사는 무엇인가요?

미세석회란 크기가 보통 2mm 이하의 하얀 점으로 보이는 부분을 말합니다. 유방암 발생 초기에 해당 부분의 세포가 죽으면서 칼슘이 쌓여 미세석회가 생깁니다. 그러나 유방암과 관계없이 유즙 분비나 유방 염증, 외상, 방사선 조사, 이물질 반응 등의 양성 질환에 의해서도 생길 수 있습니다. 섬유선종의 퇴화로 인한 석회화도 있습니다. 실제로 대부분의 석회화는 양성 질환에 의한 것으로, 조직검사에서 나타난 석회화 질환의 약 80%를 차지합니다.

유방촬영술에서 미세석회화 소견이 있을 때는 영상의학과 전문의가 모양과 크기, 개수, 분포 등을 분석해서 유방암이 의심되는지를 판단합니다. 전형적인 양성 석회화의 특징(예컨대 석회

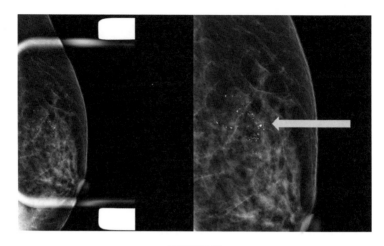

〈미세석회화〉

화 부분이 크고 형태가 둥글거나 막대 또는 달걀 껍데기 모양, 내부가 빈 모양 등)을 보인다면 유방촬영술만으로 진단을 끝내나, 그렇지 않은 경우에는 해당 부분에 대한 확대 촬영이나 조직검사 등의 추가 조치를 취합니다.

일반적으로 미세석회화의 형태가 그어놓은 줄 같으면서 가지를 치는 등 다양한 모양을 보이거나 구역을 나누어 놓은 것 같은 분포를 보이는 경우 유방암의 가능성이 크다고 알려져 있습니다.

그러나 악성과 양성의 구별이 명확하지 않고, 동반된 종괴(덩어리)가 없어서 초음파에서 잘 보이지 않고 유방촬영술에서만 보이는 경우 입체정위적 조직검사를 시행합니다. 흔히 하는 조직검사가 초음파를 보면서 실시간으로 조직을 얻는 것에 반해 입체정위적 조직검사는 유방촬영술에서만 보이는 것이기 때문

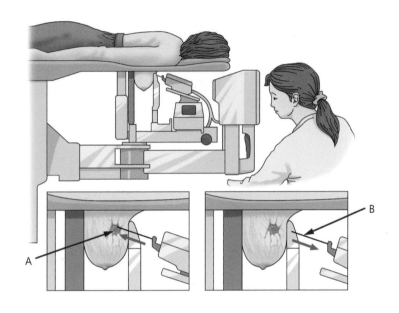

〈입체정위적 조직검사:유방의 미세석회화 부분(A)을 향하여
굵은 바늘(B)을 사용하여 검사를 진행한다.〉

에 유방촬영실에서 환자의 유방을 압박한 상태에서 검사가 이루어지고, 맘모톰과 같은 굵은 바늘을 사용하여 미세석회를 포함하는 조직들을 긁어내어 검사를 진행합니다. 따라서 초음파 유도의 조직검사에 비해 유방 압박 시간이 길고 굵은 바늘을 사용하기 때문에 동통과 혈종 등 합병증의 가능성이 상대적으로 높습니다. 하지만 입원이 필요 없고 전신마취를 하는 것이 아니기 때문에 시술 당일 일상생활을 하는 데 큰 제약이 없다는 장점이 있습니다.

14. 유방암 검사를 받았더니 담당 의사가 조직검사를 하자고 합니다. 왜 하는 거고 어떻게 하는 거죠? 조직검사로 인해 암이 더 퍼지지는 않는지요?

조직검사란 이상이 의심되는 조직을 얻어내어 암인지 양성 종양인지를 확실하게 판별하는 과정입니다. 유방암 여부를 확인하는 데 유방 진찰이나 영상의학적 검사만으로는 한계가 있기 때문에 조직검사를 합니다.

조직검사의 방법으로는 세침흡입생검술(fine needle aspiration biopsy), 총생검(gun biopsy, core needle biopsy), 맘모톰(mammotome, vaccum assisted breast biopsy), 수술로 하는 조직검사 등이 있습니다.

세침흡입생검술은 가는 바늘의 주사기를 이용해 세포를 얻어내는 방법으로, 간편하지만 적은 양의 세포만을 채취하기 때문에 암세포의 진단이 어려울 수 있습니다.

총생검은 현재 가장 널리 사용되는 방법으로 피부에 부분마취를 한 후 아주 작은 절개 틈으로 바늘을 총처럼 발사해 조직을 얻습니다. 보통은 초음파 유도하에 실시간으로 병변을 확인하면서 검사가 진행되고 한 번에 보통 3~6회 조직검사를 시행합니다.

맘모톰은 음압을 걸어 조직을 얻는 모든 생검법을 통칭하는 것으로 맘모톰이라는 제품이 가장 유명하여 현재는 일반명사처럼 사용됩니다. 총생검으로도 조직검사가 불충분하거나, 또는 조직검사와 동시에 병변을 제거하려 할 때에는 맘모톰이나 수술로 하는 조직검사를 시행하고, 입체정위적 조직검사 시에도 맘모톰을 사용합니다. 조직검사에서 양성 종양으로 진단되었으나 수술로 인해 생기는 피부 흉터가 우려될 때 맘모톰을 이용해 종양 조직을 제거하기도 합니다.

초음파 유도하의 맘모톰 조직생검은 총생검과 비슷하게 진행되나, 바늘이 굵고 떼어내는 조직이 많아 출혈 위험이 좀 더 큽니다. 그러나 시술 후 적절히 지혈을 하고 2~3일 활동을 조심하면 출혈을 최소화할 수 있습니다.

수술을 통한 조직검사는 부분마취, 또는 전신마취가 필요하며, 조직의 일부나 전체를 수술적 방법으로 제거하여 조직을 얻습니다. 조직을 얻은 후 진단을 내리기 위해서는 얻은 조직을 염색하는 등의 여러 단계를 거쳐야 하기 때문에 당일에는 결과를 알 수 없습니다.

조직검사를 권하는 것은 암의 가능성이 있기 때문입니다. 조직검사보다 더 정확한 암 진단법은 없으며, 조직검사로 인해 암이 더 퍼질 확률은 제로에 가깝습니다. 조직검사를 하지 않아 유방암 진단이 늦어진다면 오히려 암이 전신으로 전이될 수 있습니다. 조직 검사에서 유방암이 진단된 경우에는 대부분의 경우 조직검사 바늘이 지나간 유방조직까지 수술 범위에 포함됩니다.

15. 생리 중에 유방 검사를 해도 상관 없나요?

개인간 차이가 있기는 하지만 보통 생리 약 2주 전 배란기를 전후한 시기의 유방이 가장 단단하고 커져 있어서 유방 촬영 시 가장 큰 통증을 느낀다고 알려져 있습니다. 생리를 시작한 직후는 오히려 유방이 부드러워지기 때문에 유방 촬영 시 상대적으로 통증이 덜합니다. 그러나 어느 시기에 촬영을 하든 검사 결과에는 영향을 주지 않습니다.

16. 유방 확대 수술을 받은 사람은 검사를 받을 때 혹시 어려운 점은 없나요?

유방 확대를 위해 실리콘 보형물이나 식염수 보형물 등을 수술로 삽입한 경우에는 일반적인 유방 검사 방법을 따릅니다. 삽입된 보형물의 손상을 피하기 위해 삽입된 보형물을 뒤로 밀어낸 상태에서 유방 촬영을 시행하게 되고, 유방 확대를 하지 않은 여성에 비해서는 유방 조직이 적게 포함됩니다. 따라서 이 경우 국내에서는 유방초음파를, 외국에서는 유방 자기공명촬영을 함께 시행하는 경우가 많습니다.

유방 확대를 위해 파라핀이나 자가지방 등의 이물을 직접 유방 내에 주입한 경우에는 선별검사로 MRI만을 하기도 합니다.

17. 개인병원에서 세포검사를 했는데 조직검사를 왜 다시 하나요?

일반적으로 세포검사는 세침흡입생검술을 말하는 것입니다. 이는 가는 바늘의 주사기를 이용해 세포를 얻어내는 방법으로, 1~2번의 바늘을 삽입하게 되어 환자에게 가장 동통이 적고 합병증이 적은 시술법입니다. 그러나 간단한 만큼 얻는 세포의 양이 적어 주변 조직에 대한 정보가 없기 때문에 진단이 과소 혹은 과대 평가될 위험성이 있습니다.

총생검은 보통 초음파를 보면서 실시간으로 검사가 진행되며, 조직은 약 4~6회 얻게 됩니다. 병변을 포함하여 주변 조직의 일부가 함께 채취되기 때문에 정확도가 아주 높은 검사법입니다. 현재 유방암을 진단하는 검사법 중 가장 많이 사용되는 기본적인 검사입니다.

18. 유방암으로 진단받았는데, 유방 MRI는 왜 시행하나요?

유방 자기공명영상(MRI, Magnetic Resonance Imaging) 검사는 유방암을 치료하기 전에 병기와 수술 범위를 정확하게 결정하기 위해 하는 검사입니다. 특히 수술 중 유방을 어느 범위까지 절제할지를 결정하는 데 있어 다른 검사보다 정확한 정보를 주는 것으로 알려져 있습니다. 또한 민감도가 높아서 반대편 유방의 이상 소견이 함께 발견되기도 합니다.

19. PET 검사는 무엇인가요?

PET(양전자방출 단층촬영술, Positron Emission Tomography) 검사는 유방암에 흡수되는 미량의 방사성 의약품을 주사하고, 특수 영상장치로 유방암 조직에서 나오는 미량의 방사선을 검출하여 영상을 만드는 것입니다. 여러 가지 의약품이 쓰일 수는 있지만, 암세포가 정상세포보다 빨리 자라면서 포도당을 많이 필요로 하기 때문에 포도당을 흉내 내는 방사성 의약품인 FDG(Fludeoxyglucose)를 가장 많이 사용합니다.

PET 검사는 주변 정상 조직과 암의 뚜렷한 차이를 보이는 영상을 얻을 수 있고, 한 번에 넓은 부위를 검사할 수 있어 다른 검사 결과가 분명하지 않을 때 진단에 도움을 받을 수 있습니다. 또한 이미 조직검사 등을 통해 유방암 진단을 받은 환자

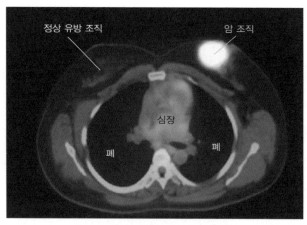

〈좌측 유방암 환자의 PET 소견〉

에서도 유방암의 진행 정도를 판정하는 초기 병기 설정에 이용합니다. 그리고 수술 또는 항암화학치료 이후 재발 여부를 확인하고 치료 반응을 평가하는 데도 쓰입니다.

PET 검사를 시행할 때 사용되는 방사성 의약품은 매우 소량이고 함께 시행되는 전산화 단층촬영(CT)도 일반적으로 사용하는 CT검사보다 방사성 노출을 줄여서 촬영하게 되어, 방사선 피폭에 의해 부작용이 발생하는 경우는 거의 없습니다. 그 밖의 부작용도 거의 없습니다.

20. 유방 전절제술을 받았습니다. 전절제한 쪽에 대해서도 유방 검사 (초음파 or 유방촬영술 or MRI)를 해야하는 이유가 무엇인지요?

유방 전절제술을 받은 경우라도 수술 부위의 피부, 피하지방층, 흉벽 근육층 및 겨드랑이에 재발할 수 있습니다. 특히 유두 보존 유방 전절제술의 경우 유방조직이 있는 유두에도 재발의 우려가 있습니다. 폐나 뼈 등으로의 원격 전이를 동반하지 않는 국소 재발인 경우 조기발견 및 치료는 완치의 가능성이 있으므로 가능한 빨리 재발암을 발견하여 치료하는 것이 좋습니다. 유방 전절제술을 받은 환자 중 재발암은 많은 경우가 만져져서 발견되므로 만져지는 종괴가 있다면 유방 검사를 조기에 시행해야 합니다. 피하지방이 두꺼운 환자에서 피하지방층 중 깊은 위치에 생기면 만져지지 않는 경우가 있어서 전절제한 경우라도 정기적인 유방 검사를 권하기도 합니다.

가족력과 유전성 유방암

21. 유방암은 유전됩니까? 유전성 유방암이란 무엇이며, 가족 중에 유방암 환자가 있으면 모두 유전성 유방암인가요?

유방암의 발병 요인은 유전적 요인 외에도 식이, 환경 등 다양하므로 유방암의 가족력이 있다고 해서 반드시 유방암이 발생하는 것은 아닙니다. 하지만 가족력이 있는 경우에는 가족력이 전혀 없는 경우에 비해 유방암의 발병 확률이 증가할 수 있습니다. 또한, 전체 유방암의 5~10%를 차지하는 유전성 유방암은 유전될 수 있습니다.

유전성 유방암은 유전자 돌연변이가 원인이 되어 유방암이 발생한 경우를 말합니다. 가장 흔한 유전성 유방암은 BRCA1, BRCA2 유전자의 돌연변이가 원인으로, 이로 인해 DNA가 손상 받았을 때 제대로 복구하는 기능을 상실하게 되어 유방암,

난소암, 전립선암 등이 발생하게 됩니다. 가족 중 유방암 환자가 있는 경우, 가족 중 난소암, 췌장암, 전립선암 등의 환자가 있는 경우, 양측성 유방암으로 진단 받은 경우, 유방암 발병 시 나이가 어린 경우, 남성에게 유방암이 발생했을 때에는 유전성 유방암인지의 여부를 확인해야합니다. 유전 상담을 통해 유전성 유방암에 대한 위험도를 평가하고, 위험도에 따라 유전자 검사를 하여 결과를 확인하는 과정을 거칩니다. 돌연변이가 확인된 경우 유전성 유방암으로 진단하는 것이지 가족 중에 유방암 환자가 있다고 해서 모두 유전성 유방암으로 분류되는 것은 아닙니다.

22. 유방암의 가족력이 있습니다. 언제 무슨 검사를 받아야 하나요?

유방암의 가족력이 있다고 해서 모두 유방암이 발병하는 것은 아닙니다. 따라서, 개인의 유방암 발병 위험도를 평가하기 위해서는 상담을 통해 가족력을 반영한 가계도를 그리고, 유방암의 발생 확률을 평가하는 기준들을 반영하여 어느 정도의 확률로 발병할 위험도가 있는지 계산한 후 높은 경우 적절한 조기검진 등을 시행하는 것이 중요합니다.

유전성 유방암으로 진단을 받은 가족이 있고, 발병하지 않았지만 유전자 검사를 통해 돌연변이가 있는 것으로 확인이 된

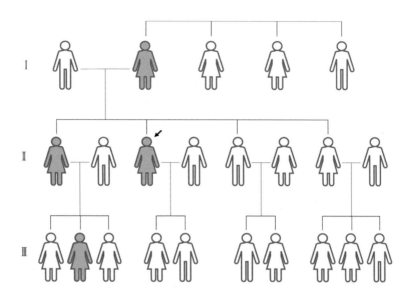

I

II

III

남자   유방암에 걸린 여자   난소암에 걸린 여자   여자(정상)

Ⅰ : 부모 세대
Ⅱ : 환자 세대
Ⅲ : 자녀 세대

〈가계도〉

경우는 병원에서 유전성 유방암에 대한 설명을 듣고 사춘기부터는 매달 유방 자가검진을 시행합니다. 성인 연령 이후부터는 6개월 간격으로 병원을 방문하여 유방 검진을 받고 유방촬영술을 시행할 것이 권장됩니다. 이 외에 난소암 등에 대해서도 선별 검사를 지속적으로 시행하는 것이 권고됩니다.

23. 유전자 이상이 있을 때 예방적 유방절제술 혹은, 예방적 난소절제술이 필요한가요?

예방적 수술로 암을 100% 방지할 수는 없으나 위험 방지에 가장 효과적입니다. 예방적 유방절제술은 유방암 위험의 90%, 예방적 난소절제술은 난소암 위험을 90% 낮출 수 있으며, 예방적 난소절제술만 시행하는 경우에도 유방암의 위험을 50% 낮출 수 있습니다.

30세의 BRCA 유전자 변이 여성이 예방적 유방절제술을 받을 경우 3~5년의 생존 이득이 있으며, 예방적 난소절제술을 시행할 경우 0.3~2년의 이득이 있습니다. 연령이 높아질수록 이득은 낮아지며, 60세에 시행하는 경우 거의 줄어듭니다. 40세에 예방적 유방절제술과 난소절제술을 동시에 시행하면 BRCA1에서 24%, BRCA2에서 11%의 생존 효과가 있으며, 25세에 유방절제술을 시행하고 40세에 난소절제술을 시행하면 1~2%의 추가적인 효과가 있는 것을 나타났습니다. 유방절제술을 시행하지 않고 선별 검사로 대체한다면 2~3%의 감소를 보였습니다. 예방적 수술 여부는 환자의 연령과 개개인의 상태를 고려하면 결정해야 합니다.

임신 중 유방암

24. 임신 중이거나 수유 중일 때는 유방암 검사를 어떻게 해야 하나요?

임신 초기의 태아는 방사선에 취약합니다. 따라서 임신 중이거나 수유 중인 경우에는 방사선 피폭을 피하기 위해 원칙적으로 유방촬영술은 시행하지 않고 일차 검사로 초음파검사를 권합니다. 유방촬영술이 꼭 필요한 경우에는 선택적으로 시행할 수 있습니다. 성인에게는 거의 위험 없이 시행할 수 있는 뼈 스캔이나 PET와 같은 핵의학과 검사도 임산부에게는 특별한 경우가 아니면 시행하지 않습니다.

드물게 방사선 피폭의 우려가 있더라도 이 검사들이 꼭 필요한 경우, 의사의 판단 아래 환자와 상의하여 시행하는 경우도 있습니다. 하지만 이때도 방사선을 막을 수 있는 물체로 적절히 복부를 가리는 등 최대한 피폭을 줄이도록 노력하며 촬영을 합니다.

수유 중인 엄마가 핵의학과 검사를 시행한 경우에는 모유에 방사성 의약품이 분비될 수 있습니다. 따라서 투여한 방사성 의약품이 몸 속에서 완전히 사라지는 충분한 시간 동안 수유를 중단해야 합니다. 뼈 스캔 검사의 경우는 최소한 24시간, PET 검사는 최소한 8시간 이상 수유를 중단해야 합니다. 이후 수유를 하는 것은 아기에게 문제가 되지 않습니다.

25. 임신 중인데 유방암이 진단되었습니다. 치료를 시작할 수 있나요? 유방암 수술을 받았습니다. 아기를 갖을 수 있을까요?

우리나라의 경우 서양에 비해 비교적 젊은 나이에 유방암 발생이 많습니다.

임신 중에 유방암이 진단된 경우, 임신 주수에 따른 적절한 치료가 이루어져야 합니다. 유방암 치료 중 방사선치료는 임신 중 태아에게 유해 가능성이 있기 때문에 금기로 되어 있지만, 수술이나 항암화학치료 등은 임신 주수를 감안하면서 선택적으로 실시할 수 있습니다. 특히 임신 중기에는 큰 문제 없이 수술이나 항암화학치료를 안전하게 시행할 수 있습니다. 출산 후에는 방사선치료도 별 문제 없이 받을 수 있습니다. 임신 초기인 8주 이내와 임신 말기에는 암의 상태에 따라 적절한 치료법을 택할 수 있으니 담당 의사와 상의 후 치료를 받으면 됩니다.

또한 수술과 항암화학치료, 방사선치료가 끝나고 나면 임신이 가능한지, 임신으로 인한 재발의 위험이 없는지에 대한 관심이 많습니다. 하지만 이에 대한 연구는 아직 미흡한 상황입니다. 환자의 병기에 따라 치료를 고려해야 하므로 담당 의사와의 상담이 중요합니다.

항암화학치료를 받는 경우, 치료 기간 중에는 무월경을 초래하지만 많은 경우 치료가 끝나면 생리가 정상으로 회복되기 때문에(항암제의 종류와 나이에 따른 차이는 있습니다), 임신 및 출산을 할 수 있습니다. 하지만 일부에서는 항암화학치료 후 난소 기능의 감소로 인한 무월경이나 배란장애가 발생하여 임신이 어려울 수도 있습니다. 또한, 항호르몬(타목시펜) 복약 중 임신은 태아에 유해하기 때문에 충분한 기간 동안 복약을 중단하고 임신을 시도해야 하므로, 임신을 원하는 경우 담당 의사와 미리 상의해야 합니다.

임신 시기에 대해서는 여러 가지 의견이 있으나 대체로 치료 후 2~3년이 지나 임신할 것을 권하고 있습니다. 그 근거로는, 유방암 치료 후 2~3년 사이에 재발 가능성이 가장 높기 때문에 이 시기가 지난 후에 임신할 것을 권하는 것입니다. 또한, 임신을 하게 되면 여성호르몬 균형이 급격히 변하고 이런 호르몬 변화는 유방암의 재발과 관련이 있다고 생각하기 때문입니다. 그러나 환자마다 암의 정도와 치료법 구성이 다르므로 담당 의사와 미리 상의하는 것이 좋습니다.

　방사선치료를 받는 유방은 수유가 불가능하지만 반대쪽 유방은 가능합니다. 그러나 모유 수유 문제는 항암화학치료 후의 경과 기간, 호르몬 치료 여부에도 영향을 받으니 담당 의사에게 문의해야 합니다.

유방암의 진단

26. 저의 유방암은 상피내암이라고 합니다. 상피내암은 일반적인 유방암과 다른 유방암인가요?

정상 유방은 상피세포로 이루어진 유관들과 소엽들이 섬유성 혹은 지방성 기질로 둘러싸여 있는 구조로 되어 있습니다. 상피내암은 암세포가 섬유성 혹은 지방성 기질로 침윤하지 않고, 유관이나 소엽의 상피 내에 국한된 암을 말합니다(병기를 지칭할 때 0기 유방암인 초기 유방암을 말합니다). 보통 말하는 유방암은 침윤성 유방암을 일컫는데, 침윤성 유방암은 암세포가 섬유성 혹은 지방성 기질로 침윤한 것입니다. 이에 반해 상피내암은 암세포가 유관이나 소엽의 상피 내에 국한되어 있기 때문에 침윤성 유방암과 비교할 때 예후가 좋습니다.

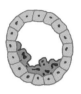 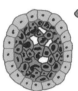

| 정상 유관 | 유관의 증식 | 비정형 증식 | 비침윤성 암 | 침윤성 암 |

〈유방암으로 진행되는 과정〉

27. 사람들이 유방암 몇기냐고 물어보는데 어떻게 대답해야 하나요?

유방암의 병기를 판정하는 방법은 크게 두 가지로 임상학적 방법과 병리학적 방법이 있습니다. 임상학적 병기는 주로 수술 전에 신체이학적 검사(진찰이 여기에 해당됩니다)와 방사선 검사로 판정하게 되고, 병리학적 병기는 수술 후에 절제된 유방 및 림프절 검체를 육안 및 현미경 검사로 판독하는 병리학적 검사(소위 조직검사를 지칭합니다)로 판정하게 됩니다.

유방암의 병기를 판정하는 기준은 아래 세 가지 요소로 구성되어 있습니다.

첫째, 종양의 크기(T)

둘째, 전이된 림프절의 개수와 위치(N)

셋째, 다른 장기로의 전이 유무(M)

이들 세 가지 요소로 판정한 병기를 TNM 병기라고 하고, 병기가 높을수록 예후가 나쁩니다.

28. 유방암 조직검사 후 면역염색 검사가 추가되었다고 하는데, 면역염색 검사가 무엇인가요?

면역염색 검사는 호르몬 수용체(Estrogen Receptor:ER, Progesterone Receptor:PR), 암유전자(HER2), 세포증식능(Ki-67) 등 생물학적 표지자의 항체를 이용한 항원-항체 반응으로 확인하고자 하는 단백물질을 염색하는 검사법입니다. 유방암의 종류를 정확히 진단하고, 그 유방암의 성질을 평가하여 치료의 방향(항암화학치료 또는 항호르몬제 치료가 필요한지 여부)을 결정하며, 유방암의 예후 판정을 하는 데도 매우 중요한 검사입니다.

29. 허투(HER2) 수용체의 면역염색 검사 결과 중간 단계라 유전자 검사를 추가해야 된다고 합니다. 한 번에 검사하지 왜 여러 번 검사를 하는 것인가요?

HER2 면역염색 검사로 확인하는 HER2 단백의 발현 유무는 HER2 유전자 검사로 확인하는 HER2 유전자의 증폭 유무와 비교적 일치합니다. 그러나, 면역염색 검사는 단백의 발현 정도를 확인하기 때문에 모든 경우에서 유전자의 증폭 유무와 반드시 일치하지는 않습니다. 더구나, 일부에서는 HER2 유전자의 증폭 정도에 따라 면역염색 검사에서 중간 단계로 결과가 나오는 경우가 있습니다. 이처럼 면역염색 검사만으로 유전자의 증폭 유무를 정확히 예측할 수 없는 경우에는 좀 더 정밀한 유전자 검사로 반드시 유전자의 증폭 유무를 확인해야 합니다.

일반적으로 면역염색 검사를 먼저 시행하고 선별적으로 유전자 검사를 시행하는 이유는 일부 환자군에서는 비용이 더 저렴한 면역염색 검사만으로 유전자의 증폭 유무를 예측할 수 있기 때문입니다. 하지만, 면역염색 결과가 중간 단계인 경우는 면역염색 검사만으로 유전자의 증폭 유무를 정확히 예측할 수 없기 때문에 좀 더 정밀한 유전자 검사로 확인해야 합니다.

30. 수술과 항암치료를 받았습니다. 하지만 재발, 전이가 될까봐 걱정입니다. 제 유방암이 재발이나 전이 되는 여부를 먼저 알 수 있나요?

유방암의 병기나 조직학적 등급, 수술 절제연에 암세포의 침범 유무, 호르몬이나 암유전자 등의 생물학적 표지자의 발현 유무, 가족력 등에 따라 어느 정도 예후를 예상할 수는 있습니다. 즉, 일반적으로 유방암의 병기나 조직학적 등급이 높을수록, 수술 절제연에 암세포가 침범한 경우, 호르몬 수용체가 음성인 경우, 암세포의 세포증식능이 높을수록, 암유전자의 증폭이 있는 경우, 가족력이 있는 경우 등은 재발 및 전이할 가능성이 높아 예후가 나쁩니다. 그러나, 환자 개인에 대해서 예후와 관련된 재발이나 전이 여부를 정확히 예측할 수는 없습니다.

유방암의 수술적 치료

31. 요즘에는 맘모톰 수술이라는 것이 있던데요, 유방암 수술을 할 때 맘모톰으로 할 수 있나요?

맘모톰(mammotome)이란 총생검에서 시행하는 바늘보다 굵은 바늘 끝에 음압을 주는 기계를 연결하여 빨아들이듯이 조직을 얻는 검사 방법으로 보통 초음파로 그 종괴의 위치를 확인해 가면서 시행합니다. 맘모톰 수술은 조직검사를 하기 위해, 혹은 유방암이 아닌 양성 종양을 제거할 때 수술 상처를 작게 하기 위해 시행합니다. 그러나 맘모톰 수술은 환부를 완전히 제거하는 데 한계가 있을 뿐 아니라, 경우에 따라선 필요 이상으로 넓은 부분이 제거되는 일도 있습니다. 암은 완벽하게 제거해야 하고, 동시에 경계면으로부터 일정한 안전거리도 세심히 고려해야 하므로 맘모톰 수술은 시행할 수 없습니다.

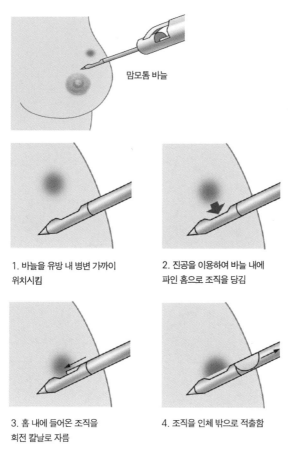

맘모톰 바늘

1. 바늘을 유방 내 병변 가까이 위치시킴

2. 진공을 이용하여 바늘 내에 파인 홈으로 조직을 당김

3. 홈 내에 들어온 조직을 회전 칼날로 자름

4. 조직을 인체 밖으로 적출함

〈맘모톰의 모식도〉

32. 유방암이 진단되었습니다. 반드시 수술을 해야 하나요?

과거에는 유방암으로 진단되면 모든 유방암 환자에게 유방 전체를 제거하는 유방 전절제술을 시행했으나, 요즘은 암의 범위를 자세히 평가한 후 그 범위가 넓어서 유방 부분절제술(유방

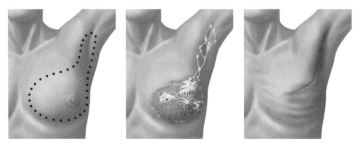

〈유방 전절제술〉

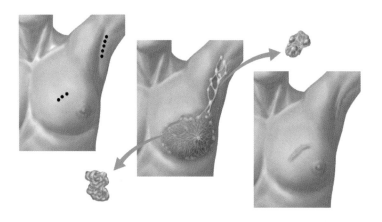

〈유방 부분절제술〉

보존수술)이 불가능할 때만 전절제술을 택합니다. 하지만, 유방 부분절제술이라 해도 암에서 경계면까지 일정한 안전거리를 확보하기 위해, 암을 포함한 그 주변 정상 조직도 제거해야 합니다. 유방 부분절제술 후에는 대부분의 환자가 수술 받은 유방에 대해 방사선치료를 받아야 합니다.

33. 모든 유방암 환자가 겨드랑이 수술을 해야하나요?

유방암 수술 시 겨드랑이 림프절 수술을 시행하는 가장 중요한 이유는 겨드랑이 림프절로 암이 잘 전이되기 때문입니다. 겨드랑이 림프절로의 전이 유무는 환자의 예후를 내다보는 데 가장 중요한 소견 중 하나이며, 병기 결정에도 긴요한 요소입니다. 또한 항암화학치료의 선택 여부, 방사선치료 부위의 결정에도 중요한 지표가 됩니다.

과거에는 모든 유방암 환자에게 겨드랑이 림프절 절제술(axillary lymph node dissection)을 시행했으나, 최근 감시림프절 수술(sentinel lymph node biopsy, 감시림프절 생검술)이 도입됨에 따라 겨드랑이 림프절 절제술은 림프절로 전이가 된 환자에게만 선택적으로 시행합니다. 감시림프절 수술은 수술 전 검사에서 환자의 유방암이 침윤성 암, 즉 1기 이상의 암임이 확인된 경우에 시행하는데, 0기암인 비침윤성 암, 즉 상피내암으로 진단된 경우에도 병변의 범위가 넓으면 1기 이상의 침윤성 암이 같이 존재할 수 있으므로 종종 감시림프절 수술을 합니다.

**유방암 수술을 하는데 감시림프절 수술을 한다고 들었습니다.
이 수술이 무었인지요?**

우리 몸에 생긴 암은 림프관과 림프절을 따라 주변으로 전이되는 경우
가 많습니다. 림프관을 따라 번진 암세포는 림프절에 정착하여 커집니
다. 번지는 양상이 순차적이어서 처음 만나는 림프절(감시림프절)에 먼
저 암이 정착하고, 이어 다음 단계 림프절로 번져 가는 것이 일반적입니
다. 따라서 첫 림프절의 상태를 확인하면 두 번째 이후 림프절의 전이
상태를 짚을 수 있기 때문에 '감시림프절'이라는 이름이 붙었습니다.

유방암에서 감시림프절이 중요한 이유는, 겨드랑이 전체를 수술하지
않고 작은 절개창을 통해 떼어낼 수 있기 때문입니다. 감시림프절 수술
(감시림프절 생검술)을 잘 활용하면 광범위한 겨드랑이 림프절 절제술을
피할 수 있고 그만큼 수술 부작용도 줄이게 되므로 현재 유방암 수술에
서 널리 이용되고 있습니다.

감시림프절 수술에서는 대개 1~3개 정도의 림프절을 제거하며, 림프
절 전이가 있어서 겨드랑이 림프절 절제술을 시행하는 경우에는 겨드랑
이 부위의 림프절 대부분이 제거됩니다.

감시림프절 수술에서는 감시림프절을 정확히 찾는 일이 중요합니다.
이를 위해 색소 역할을 하는 약물 혹은 방사성 동위원소를 유방암 주변
이나 유륜(젖꼭지판) 주위에 주사합니다. 주입된 약물은 주변의 림프관
을 따라 감시림프절로 흘러 들어 머무르면서 일종의 염색을 해서 감시림
프절을 뚜렷하게 해줍니다.

사용 약물은 종류가 다양하지만 크게 보아 색소와 방사성 동위원소로
나뉩니다. 방사성동위원소는 감시림프절을 찾는 능력이 좋아 겨드랑이의
절개를 최소화하는 데 유리합니다. 환자의 상태에 따라 색소를 함께 사
용하면 더 좋을 수 있습니다. 드물지만 방사성 동위원소로 감시림프절이
잘 찾아지지 않거나 혼돈이 있는 경우 추가로 색소 주입을 시행하기도
합니다. 방사성 동위원소를 이용하는 방법이 편리하고 정확하지만 관련
시설을 갖추지 않은 병원에서는 대신 색소를 많이 사용합니다. 감시림프
절 수술은 그런 약물들의 역할보다 집도의의 수술 능력이 더 중요하기

때문에 집도의가 능숙하다면 어느 방법이든 임상적으로 사용하는 데 모자람이 없습니다.

이때 사용하는 방사성 동위원소는 아주 미량이며 반감기가 짧아 하루면 거의 없어지고, 주사 부위도 수술을 하면 제거되는 곳이어서 방사성 물질에 의한 피폭은 무시할 수 있을 정도입니다.

 감시림프절 수술에서 암이 나오면 무조건 겨드랑이 임파선을 넓게 수술을 해야 하나요?

이전에는 수술 중 조직검사(동결절편검사frozen section biopsy)에서 림프절 전이가 확인되면 추가로 겨드랑이 림프절 절제술을 시행하는 경우가 대부분이었으나 최근 ACOSOG(American College of Surgeon Oncology Group, 미국 종양외과학회)의 ZOO11 임상연구결과 초기 유방암이고 1~2개의 감시림프절전이가 확인된 환자에서 유방부분절제술 후 전체 유방에 대한 방사선요법이 예정된 경우에는 액와림프절청소술을 시행하지 않도록, 유방전절제술 예정인 경우에는 액와림프절 청소술을 시행하도록 권고하고 있습니다.(Lyman 등, 2014)

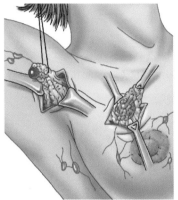

〈감시림프절생검술〉

〈왼쪽: 색소를 이용한 감시림프절 생검술.
오른쪽: 방사성동위원소를 이용한
감시림프절 생검술〉

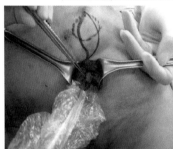
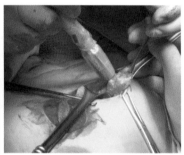

34. 수술이 끝나고 나서 배액주머니를 차고 나왔어요. 왜 필요하고 언제 제거하나요?

유방과 겨드랑이 림프절 수술의 범위가 넓을 경우에는 수술 후 생기는 빈 공간을 혈액이나 체액이 채우게 됩니다. 이는 정상적인 현상이나, 고이는 양이 너무 많으면 불편감이 들 수 있고 간혹 염증이 생기기도 합니다. 따라서 이러한 혈액이나 체액

〈배액주머니〉

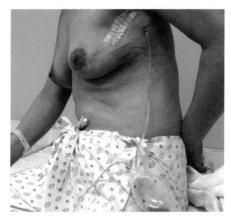

을 배출시키기 위해 배액관을 수술 부위에 삽입합니다. 배액주머니의 제거 시기는 배액이 나오는 양상과 양에 따라 결정합니다.

배액량은 수술 범위와 겨드랑이 림프절의 제거 정도, 비만 여부, 수술 전 치료 등에 따라 다릅니다. 배액량이 줄지 않는 환자는 배액주머니를 지닌 채 퇴원해 집에서 관리하게 됩니다. 이때 매일 배액량을 측정해 기록하는 한편, 배액관의 삽입부를 2~3일에 한 번 일회용 소독기로 깨끗이 자가 소독해야 합니다. 거즈는 심하게 젖지 않는 이상 갈아주는 것으로 충분합니다. 집에서 본인이 관리하기 어려운 경우에는 수술한 병원이나 가까운 외과 병원에서 소독을 받아도 됩니다. 배액주머니를 제거한 후 수술 부위에 다시 체액이 많이 고이게 되면 담당 의사의 진찰을 받은 후 배액관을 다시 삽입하거나 주사기로 체액을 뽑아 낼 수도 있습니다.

35. 퇴원 후 수술 상처에서 피가 나거나 수술 부위에 물이 찼을 때 어떻게 해야 하나요? 수술 부위의 염증은 어떻게 알 수가 있나요?

수술한 부위에 피가 고이는 경우에는 대개 주사기로 뽑아내거나 수술 부위를 일부 열어 피를 제거합니다. 드물게는 체액이나 피가 고여 염증을 일으키는 바람에 농양(고름집)이 생기는 수도 있는데 그럴 경우 수술 부위가 붉어지고, 열감이 느껴지며 오한을 동반한 통증이 올 수 있습니다. 이때는 농양 제거나 항생제 복용이 필요하므로 수술 담당 의사에게 진찰을 받아야 합니다.

36. 수술 후 통증은 언제까지 지속되나요? 유방이 찌릿찌릿하고 남의 살 같기도 해요. 이상이 있는 건가요?

수술 직후 환자들이 가장 많이 호소하는 것은 수술 부위의 통증입니다. 개인에 따라서는 어깨와 등의 동통을 호소하는 분도 있습니다. 그 외에 배액관의 자극으로 인한 경미한 통증도 있을 수 있지만, 시간이 지나면서 모두 호전됩니다. 유방뿐 아니라 겨드랑이 림프절도 수술하기 때문에 겨드랑이의 통증, 수술한 쪽 위팔의 안쪽이나 뒤쪽의 감각이 이상하고 저린 증상이 오는 수가 있습니다. 옷이 닿으면 기분 나쁘게 저리거나 무감각하고 겨드랑이에 두툼한 천을 끼운 느낌이 들기도 합니다. 이런 증상은 늑간상완 신경에 의한 것으로, 대부분 몇 달이 지나면 저절로 좋아지며, 치료가 필요한 경우는 거의 없지만 위팔 안쪽의 무감각증이나 불편감은 오래 지속되기도 합니다. 수술 직후에는 진통제를 복용하는 게 좋습니다. 진통제를 먹는다고 회복이 늦어지는 것은 아닙니다. 수술 후 항암화학치료를 할 때 발생하는 말초신경통을 수술로 인한 통증으로 생각하는 경우가 있습니다. 이때는 적절한 운동으로 컨디션을 조절하고, 그래도 나아지지 않으면 담당 의사와 상의해 증상을 호전시킬 적절한 치료를 받도록 하십시오. 유방암 치료를 모두 마친 뒤에도 계속 경미한 통증을 호소하는 분들이 있습니다. 어떤 경우든 증상이 심하면 반드시 담당 의사와 상의하십시오.

37. 유방암 수술 후에 재수술을 하는 것은 어떤 경우인가요?

유방 부분절제술을 한 경우 일부에서 재수술을 받을 수 있습니다. 일반적으로 수술 중에 유방 조직과 감시림프절을 떼어낸 뒤 수술 중 조직검사(동결절편검사frozen section biopsy)를 시행해서 유방 조직의 경계면과 감시림프절에 암세포가 없음을 확인한 다음 수술을 마치게 됩니다. 그런데 수술실에서 하는 이러한 검사의 정확도는 90~95%로, 간혹 최종 확인 결과 일부 경계 부위에 암세포가 남아 있거나 경계 부위가 암과 가깝다는 사실이 확인되면 재수술이 필요합니다. 왜냐하면 암세포가 경계 부위와 가까운 경우에는 수술 부위 주변에서 암이 재발되는 비율이 증가하기 때문입니다.

따라서 일차 수술이 잘못되었거나 다른 환자들에 비해 암이 심해서 재수술을 하는 게 아닙니다. 국소 재발을 막고 정확한 병기 평가를 위한 수술이므로 상심하거나 걱정하지 않아도 됩니다.

38. 유방 전체를 수술로 제거해야 한다고 합니다. 저 같은 경우에 유방 모양을 만들 수 있나요? 언제쯤 재건이 가능한가요? 유방 수술 범위가 넓어서 재건 수술을 받으려고 합니다. 이러한 경우 의료보험 적용이 가능한가요?

유방 재건 수술은 유방암을 수술하면서 바로 시행하는 즉시 재건 수술과 수술 후 일정 시간이 지난 뒤에 하는 지연 재건 수술로 나눌 수 있습니다. 각기 장단점이 있는데, 즉시 재건은 유방암 수술과 동시에 재건 수술을 함으로써 미용적 효과를 극대화할 수 있으며 유방의 상실로 인한 심리적 충격을 줄일 수 있다는 것이 장점입니다. 지연 재건은 재발의 위험이 높은 초기를 지나 비교적 안정적인 시기(수술 후 2~3년 후)에 수술을 하는 것이 가장 큰 장점입니다. 최근 경향은 즉시 재건 쪽으로 옮겨가고 있으나, 환자의 상태에 따라 선택 적용할 수 있습니다.

재건 방법은 현재 인공 보형물을 이용한 재건 수술을 가장 많이 시행하고 있으며, 자가 조직으로 시행할 경우 아랫배에 있

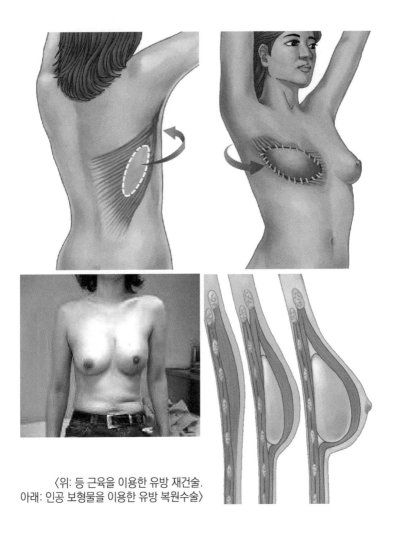

〈위: 등 근육을 이용한 유방 재건술.
아래: 인공 보형물을 이용한 유방 복원수술〉

는 근육을 이용하거나 어깨 뒤쪽의 근육, 광배근을 이용한 방법
이 있습니다. 재건 수술은 방법에 따라 장단점이 있기 때문에
주치의와 잘 상의하여 결정해야 합니다.

유방암 수술 후 유방 재건 수술은 2015년 4월 1일부터 건강

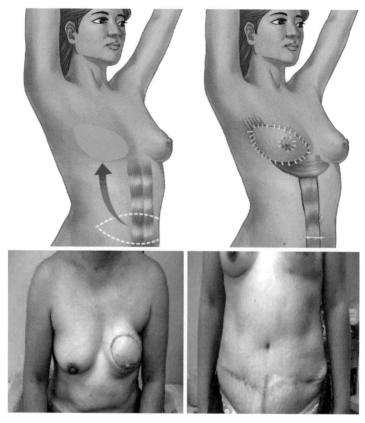

〈배 근육을 이용한 유방 재건술〉

보험의 혜택을 받게 되었습니다. 하지만 본인 부담률은 일반적
인 20%가 아닌 50%입니다. 따라서 수술비와 보형물 재료비의
50%를 환자가 부담하게 됩니다.

유방 재건 수술의 방법과 부작용이 궁금합니다.

유방 재건 수술에는 인공 보형물을 이용하는 방법과 자신의 조직을 이용하는 방법이 있습니다. 인공 보형물은 생리식염수가 채워진 것과 실리콘으로 만든 것이 있으며, 이를 가슴 부위의 근육 아래에 넣습니다. 유방 재건에 쓸 자신의 조직이 충분치 않은 마른 체형의 환자에게 시행합니다. 환자 자신의 조직을 이용하는 경우에 비해 수술 시간이 짧고 수술법이 비교적 간단하다는 장점이 있으나 촉감과 모양의 만족도는 상대적으로 낮은 편입니다.

자신의 조직을 이용한 수술(자가조직 유방 재건술)은 주로 배 근육이나 등 근육을 이용하여 재건하는데, 떼어내는 근육은 일정하나 유방의 크기에 따라 주변 연부조직(soft tissue)을 포함시키는 정도에서 차이가 있습니다. 수술법은 등 근육을 이용하는 쪽이 간단한 편이지만, 배 근육 이용 수술은 조직을 더 많이 이용할 수 있다는 것이 장점입니다. 재건 수술에 많은 조직이 필요한 경우에는 배 근육 이용을 고려할 수 있습니다.

수술로 인한 부작용은 극히 미미합니다. 환자들이 많이 걱정하는 것은 재건 수술로 인해 재발률이 높아지지는 않는지, 재건 수술 후 재발을 발견하는 일이 어려워지지는 않는지, 치료에 방해가 되지는 않는지 등입니다. 하지만 걱정할 필요가 없습니다. 발전된 검사법으로 재발 여부를 정기적으로 확인하기 때문에 재건 수술을 하지 않은 경우와 그리 차이가 나지 않습니다.

재건 수술 없이 유방암 수술을 먼저 한 후 방사선치료를 받은 경우에는 방사선치료가 끝난 뒤 1년 정도까지는 조직의 구축(capsular contracture, 오그라들거나 굳어져 움직이지 않는 증세)이나 부종, 열감 등의 변화가 많기 때문에 최소한 1년 정도 지난 다음에 재건 수술할 것을 권합니다.

39. 저의 어머니가 유방암 수술을 앞두고 있습니다. 무통주사가 필요한가요?

무통 주사는 수술 후 수술장에서 나올 때 정맥주사로 연결하여 환자가 직접 버튼을 누를 때마다 진통제가 투여되는 방식입니다. 수술 또는 병원마다 약 성분이 조금씩 다를 수 있지만 보통 강한 진통 성분을 가지고 있고, 따라서 오심 또는 구토의 부작용을 호소하는 환자들도 많습니다.

유방암 수술은 기본적으로 다른 외과 수술에 비해 통증의 정도가 심하지 않고, 보통 1~2일만 지나도 통증이 거의 없으며, 일상 생활을 하는데 지장이 없습니다. 그리고 통증이 심할 때 의료진에 얘기하면 주사 또는 먹는 진통제를 바로 받을 수 있습니다. 또한 입원 기간이 비교적 짧기 때문에 무통 주사를 다 사용하지도 못하고 퇴원하게 되는 경우도 많습니다. 그래서 기본적으로는 무통 주사를 권유 드리지 않습니다.

하지만 유방전절제술을 시행하고 뱃살 혹은 등살로 재건술을 시행하는 경우 통증이 심할 수 있고, 평상시 남들에 비해 통증에 민감한 분들은 미리 의료진에게 얘기하면 처방받을 수 있습니다.

항암화학치료

40. 저는 수술 전에 항암주사 치료를 받고 있습니다. 치료 중에 했던 검사에서 항암주사에 겨드랑이 임파선이 반응이 좋다고 들었습니다. 이러한 경우에도 겨드랑이 수술이 필요한가요?

일반적인 유방암 수술에서는 유방절제술(부분절제 혹은 전절제)과 감시림프절 생검술을 시행합니다. 감시림프절 생검술이란 겨드랑이 림프절 소수(약 1~3개)를 절제하여 림프절 전이 여부를 확인하는 수술이며, 전이가 있을 시 액와부 림프절 절제술을 시행하게 됩니다. 액와부 림프절 절제술은 더 많은 림프절을 절제하게 되며, 그럴 경우 림프 부종 등의 부작용의 위험성이 높아집니다.

유방암 진단 시 겨드랑이 임파선(림프절) 전이가 있는 경우 보통 선행항암을 시행 후 수술을 진행하게 됩니다. 선행 항암을 시행하지 않고 바로 수술을 할 경우에는 액와부 림프절 절제술을 시행하게 되지만, 선행 항암 후에는 일단 감시림프절 생검술만 시행하고 전이가 없으면 더 절제를 하지 않습니다. 당연히 림프 부종의 위험성이 낮아질 수 있습니다.

41. 항암치료, 항암화학치료, 표적치료, 호르몬치료, 면역치료 등 무슨 말인가요?

유방암에서는 다양한 종류의 항암약제가 사용되고 있습니다. 암 세포는 정상 세포와 달리 성장 조절 기능에 문제가 생겨 우리 몸의 필요와는 무관하게 빠르게 증식하고 전이하는 특성을 가지고 있습니다. 이 점에 착안하여 분열이 빠른 세포의 대사과정을 차단하도록 개발된 약제가 항암화학약물(세포독성항암제) 입니다. 항암화학치료는 오랜 기간 동안 유방암 약물치료의 근간으로 쓰이고 있지만 암세포와 정상세포를 구분하지 못하므로 빠르게 증식하는 정상세포 역시 손상을 받게 되어 여러 부작용을 동반할 수 있습니다. 항호르몬 치료는 에스트로겐의 생성 또는 작용을 저해하는 것을 의미합니다. 에스트로겐이라고 불리는 여성호르몬은 정상 유방 조직의 성장과 분화에 필수적인데, 유방암의 발생 및 진행과도 연관이 있다는 것은 잘 알려져 있어 항호르몬 치료는 호르몬 수용체 양성 유방암 환자에게 사용됩니다. 표적치료제는 정상세포와는 달리 암세포에만 많이 나타나는 단백질이나 유전자 변화를 표적으로 하여 암의 성장과 발생에 관여하는 신호를 차단합니다. HER2 양성 유방암에서는 과발현 된 HER2 유전자 기능을 억제하는 다양한 HER2 표적치료제들을 사용하게 됩니다. 최근에는 항체약물결합체(antibody-drug conjugate, ADC), 경구 타이로신 키나아제 억제제(tyrosine kinase inhibitor, TKI) 등 다양한 HER2 표적 치료제가 개발-승인 중에 있습니다. 면역항암제는 암에 대한 면역 체계를 활성화하여 암세포들이 면역 세포에 의해 제거되도록 하는 치료를 통칭합니다. 그 중 암세포가 우리 몸의 면역 반응을 회피하는 기전 중 하나인 면역 관문을 풀어주는 약제들을 면역관문억제제라고 하며, 전이성 삼중음성 유방암에서 항암제와 병합하였을 때 효과를 보여 치료로 도입되었습니다.

42. 온코타입 디엑스(Oncotype DX®)라는 검사를 해서 재발 위험도에 따라 항암화학치료를 안할 수도 있다는데, 무슨 말인 지요.

호르몬 수용체 양성 조기 유방암에서 수술 후 항호르몬요법은 필수적이지만, 항암화학요법은 재발 고위험군에서만 시행하는 것을 권유합니다. 온코타입 디엑스 및 맘마프린트와 같은 검사는 수술 후 재발 가능성을 알려주고, 항암화학요법이 꼭 필요한 지 결정하는데 도움을 주기 위해 개발된 검사입니다. 즉 고위험군을 선별하기 위해 개발된 검사입니다. 수술 시 떼어낸 유방암 조직을 이용하여 유전자의 활성도를 측정하는 검사로, 추가적인 조직 검사 등이 필요하지는 않습니다. 다만, 이 검사들은 각각 미국과 유럽에 조직을 보내 진행되므로 결과를 받아보는데 약 2주의 시간이 필요하며, 비용이 비싼(약 4~500만원) 문제점이 있습니다. 위 검사들을 통해 항암화학요법이 꼭 필요한 사람과 항암화학요법을 하지 않아도 되는 환자를 구분하는 것에 도움을 받을 수 있으므로 수술적 치료가 가능한 호르몬 수용체 양성 유방암을 가진 경우 담당 의사와 상의하시기 바랍니다.

43. 수술 전에 항암주사를 맞는 경우도 있다고 들었습니다. 어떤 경우에 수술 전에 항암 주사를 맞아야 하나요?

일반적으로는 유방암의 경우 수술을 먼저 시행 후 결과에 따라 항암 치료 여부를 결정하게 됩니다. 하지만 암의 크기가 커서 유방 부분절제술이 어렵고 전절제를 해야 하는 경우, 항암 치료를 먼저 시행하여 크기를 줄이면, 부분 절제술이 가능할 수도 있습니다. 그리고 진단 시 겨드랑이 림프절 전이가 있는 경우 림프절을 많이 절제하여야 하며(액와부 림프절 절제술) 림프 부종 등의 부작용 위험성이 높습니다. 하지만 이런 경우 항암 치료를 먼저 시행하여 반응이 좋아 림프절 전이가 없어지면, 간단하게 감시림프절 생검술만 시행하여 전이 여부만 확인하게 됩니다.

보통 수술 후 항암 치료가 반드시 필요하다고 생각되는 경우, 수술 전에 항암 치료를 선행하여 시행하면, 암의 크기와 림프절 전이를 줄여 수술 범위를 줄일 수 있어 유방을 보존하고 각종 합병증의 위험성을 줄일 수 있습니다.

또한 선행 항암을 시행하는 경우 암의 크기가 줄어드는 것을 눈으로 확인할 수 있어 항암 반응을 평가하는데 유리합니다. 항암의 반응이 좋으면 수술 전에 암이 완전히 없어지는 경우도 있는데 이런 경우를 완전 관해라고 하며, 예후에도 좋습니다. 하지만 아직은 완전 관해를 영상 검사만으로는 정확히 알 수가 없기 때문에 수술적 치료는 반드시 필요합니다.

44. 수술 전에 항암주사 치료를 받은 후에 수술을 받았습니다. 저 같은 경우에 수술 마친 후에도 항암 주사를 더 맞아야 하나요?

수술 전 항암치료를 받은 후에도 조직형과 수술 결과에 따라 추가적인 약물 요법이 필요하기도 합니다. 호르몬 수용체 양성 유방암과 HER2 양성 유방암의 경우 항암주사는 아니지만 각각 보조내분비요법(항호르몬 치료) 및 보조항암표적요법을 받게 됩니다. 삼중음성 유방암의 경우 선행화학요법을 시행한 뒤 완전 관해를 획득하지 못했다면, 즉 수술 시 잔존암을 제거한 경우 6개월의 경구항암제를(카페시타빈) 추가로 복용하는 것이 재

발률을 낮추는 것이 확인되어 국내에서도 승인 및 보험 급여가
적용되었습니다.

45. 유방암을 진단받았는데, 항암화학치료를 먼저 하고 수술을 받아야 한다고 합니다. 그 이유는 무엇인가요?

수술 전에 항암화학치료를 먼저 시행하는 것을 선행화학치료
라고 합니다. 선행화학치료는 유방암이 많이 진행되어 바로 수
술하기 어려운 경우 또는 바로 수술이 가능하지만 수술 범위를
줄여 미용적인 측면 및 림프 부종 예방에서 도움이 될 때 고려
합니다. 또한 항암치료를 수술 전 하는 경우 약물 반응을 살필
수 있어 예후 예측에 도움이 되고, 불필요한 치료를 최소화하는
데 도움이 되기 때문에, 조직형과 병기를 고려했을 때 수술 후
항암치료가 필수적인 경우 수술 전 먼저 시행하는 것이 일반적
으로 권유됩니다. 수술 전-후 항암치료를 시행하였을 때 재발
률 및 전체 생존기간에는 큰 차이가 없는 것이 확인되었기 때
문에, 선행화학치료로 인해 수술이 미뤄지는 것에 대해서는 많
이 걱정할 필요는 없습니다.

46. 수술 후 항암화학치료를 하는 이유는 무엇인가요? 얼마 동안 어떻게 하지요?

유방암의 조직형과 병기를 고려하여 수술 후 항암화학치료가 필요한 지 결정하게 됩니다. 고위험군 환자에서는 눈에 보이는 종양을 제거한 후에도 남아 있을지 모르는 미세전이를 없애 재발률을 낮추기 위한 목적으로 보조항암화학치료를 시행합니다. 일반적으로 3주 간격으로 4~8회, 즉 3~6개월 간 주사 치료를 받게 되는데, 자세한 요법은 담당 의사와 상의하여 결정하게 됩니다.

47. 항암제는 부작용이 많다고 하던데, 어떤 것이 있나요?

항암제의 부작용은 사용되는 약물의 종류, 용량, 투약 기간 등에 따라 다양하고, 개인차 역시 큽니다. 항암제는 대개 입과 위장관의 점막 조직, 골수세포 등 세포분열이 활발한 조직에 일시적 손상을 줍니다. 이 때문에 탈모, 구내염, 메스꺼움, 구토, 설사, 골수 기능 저하 등이 일어나곤 합니다. 혈구세포 중 하나인 백혈구가 감소되면 감염에 취약해지므로, 항암 치료 후 발열은 심각한 증상으로 간주됩니다. 항암치료를 받는 환자들은 개인 체온계를 구비하는 것이 좋고, 체온이 38도 이상으로 지속된다면 응급실에 내원하는 것을 권유합니다. 중증도에 따라 주사 또는 경구 항생제를 처방 받으며, 입원 또는 외래 진료가 필요할 수 있습니다. 다른 부작용도 일상생활에 영향을 줄 정도로 심하다면 신중하게 대처해야합니다. 예를 들어 설사가 경구약으로 조절되지 않는 경우, 탈수 및 전해질 불균형 등의 위험이 있기 때문에 응급실을 찾을 것을 권합니다. 탈모의 경우 약제에 따라 다르지만, 일반적으로 2주 뒤부터 시작됩니다. 그렇지만 항암화학치료를 완료하면 다시 머리카락이 자라므로 걱정할 필요는 없습니다. 구토나 구역 같은 부작용을 예방하거나 감소시키는 데 도움을 주는 약물이 같이 처방되는데, 이러한 약제들을 복용하면 항암화학치료 기간에도 비교적 편안하게 생활할 수 있습니다. 이외에도 손발이 저린 증상이 있을 수 있는데, 이런 경우 손발 저림을 완화하는 약제를 사용하게 되고, 필요한 경우 항암제 용량을 줄이게 됩니다. 또한, 손톱이나 발톱이 거무스름하게 착색이 되는 현상도 발생할 수 있는데, 이는 항암화학치료가 끝나고 새 손발톱이 나오면 없어지게 됩니다.

48. 고혈압이나 뇌졸중 환자도 항암화학치료를 받을 수 있나요?

암 외에도 심각한 기저 질환을 동반한 경우에는 항암화학치료의 이득과 손실을 비교하여 항암치료 시행 여부를 결정하게 됩니다. 현재 지니고 있는 고혈압이나 뇌졸중, 당뇨 같은 만성 질환이 조절이 잘 된다면 항암화학치료를 받는 데 큰 장애가 되지는 않습니다. 그리고 항암화학치료를 받으면서 이전의 치료는 그대로 유지하는 것이 중요합니다. 유의할 점은 항암화학치료를 받는 중에 기존 질환이 악화될 수 있다는 것입니다. 만성질환의 조절이 잘 안 되는 경우에는 환자의 상태에 따라 항암화학치료의 강도를 줄이거나 아예 중단하기도 합니다. 따라서 기존 질환을 잘 관리하는 일이 매우 중요하며, 항암화학치료 전에 담당 의사와 충분히 상의할 필요가 있습니다.

49. 항암화학치료 중에 감기에 걸리면 어떡하나요? 치료 중에 치과 치료나 눈썹 문신 등의 시술을 받아도 됩니까? 평소 받던 관절염이나 디스크 치료는요?

감기가 걸린 경우 집에서 가까운 병원에서 증상 완화에 도움이 되는 약을 처방을 받아도 됩니다. 하지만 항암화학치료로 인한 백혈구 감소가 있는 경우 중증 감염은 인근 병원에서 충분히 대처하기 어려울 수 있습니다. 따라서 발열이 지속되는 경우나 전신 상태가 악화되는 경우에는 반드시 담당 의사의 진료를 받아야 합니다. 임플란트 수술을 포함한 침습적인(기구가 몸속으로 들어가는 방식의) 치과 시술은 감염이나 출혈 위험이 있기 때문에 피하는 것이 좋습니다. 침습적인 치과 치료가 필요할 때는 담당 의사와 항암화학치료의 스케줄을 조정하거나 치과 치료를 늦추는 등의 논의가 필요합니다. 관절염이나 디스크 같은 질환 역시 항암화학치료로 인해 증상이 악화될 수 있으며, 그럴 경우 대부분은 기존에 받던 치료를 지속할 수 있지만 여기서도 침습적인 치료가 필요하다면 담당 의사와 상의해야 합니다. 눈썹 문신이나 얼굴 성형은 대체로 시급한 사항이 아니기 때문에 항암화학치료가 끝난 이후로 미루는 편이 좋습니다.

50. 치료를 받으면서 고기와 홍삼, 인삼을 먹어도 됩니까? 생선회 같은 날 음식은요?

영양소를 균형 있게 섭취할 수 있도록 음식을 골고루 드십시오. 물론 고기는 언제 먹어도 좋습니다. 그러나 고기를 많이 먹어야 또는 항암화학치료를 이기고 암도 이긴다는 말은 근거가 없습니다. 반대로 채식이 항암치료에 도움이 된다는 말도 근거가 없습니다. 다양한 음식을 충분히 섭취하도록 권유 드립니다. 생선회나 육회 등 장염에 걸리기 쉬운 날음식은 면역력이 저하된 시기에는 위험할 수 있으니 주의하십시오. 인삼과 홍삼은 일부 견해에 따르면 여성호르몬과 비슷한 성분을 포함하고 있다 해서 유방암 환자와 관련해 논란이 많으므로 피하는 편이 좋습니다. 평소에 복용하던 혈압약, 당뇨약, 갑상선약 등은 계속 복용해도 됩니다. 그러나 대체의약품, 효능이 확인되지 않는 건강기능식품, 민간요법 등을 항암제와 병행하는 것은 바람직하지 않습니다.

51. 항암화학치료를 받으면 폐경이 되나요?

항암화학치료를 받는 환자의 경우, 많게는 약 90%에서 일시적으로 월경이 중단될 수 있습니다. 그렇지만 이 시기의 무월경을 폐경으로 정의할 수는 없습니다. 항암화학치료가 끝난 뒤 난소의 기능이 충분히 남아 있다면 다시 생리가 시작됩니다. 난소 기능이 감소한 40대 중후반, 50대 초반의 환자들은 항암치료 후 난소 기능이 감소하며 월경이 돌아오지 않는 경우도 있지만, 30대와 40대 초반의 환자들은 생리가 재개되는 경우가 많습니다. 나이가 비교적 젊은 환자 중에도 난소 기능에 따라 항암치료 후 월경이 돌아오지 않는 경우도 있고, 월경이 돌아왔다고 하더라도 가임력이 감소하는 경우가 있습니다. 따라서 자녀 계획이 추가로 있는 경우 난자 또는 배아 냉동, 난소 조직 채취, 난소 보호주사 등에 대해 담당 의사와 충분히 상의하여야 합니다.

52. 병원에서 신약의 임상시험 공고를 봤습니다. 참여해도 문제가 없을까요?

기존 약의 내성 기전을 극복하고 효과를 증진시키기 위해 다양한 표적 치료제 및 면역 치료제를 비롯한 신약은 끊임없이 개발되고 있습니다. 그러한 약들이 효과가 있는 지는 임상 시험이 모두 종료된 뒤에 확인할 수 있기 때문에 참여하는 시점에는 얼마나 도움이 될 지 명확하게 알 수는 없습니다. 현재 유방암의 치료는 비약적으로 발전하였지만, 여전히 표준치료는 한계가 있기 때문에 끊임없이 더 좋은 결과를 얻고자 임상 시험이 진행되고 있습니다. 이러한 임상시험에 사용되는 약물은 윤리적, 과학적으로 타당한지 여러 전문가들이 충분히 검토한 뒤 정부기관이 허가를 해야 시작되기 때문에 터무니없이 위험하거나 효과가 없을 것으로 생각되는 치료라면 진행하지 않습니다. 모든 임상시험은 환자가 충분한 설명을 들은 뒤에 동의한 경우에만 참여하게 되고, 언제든지 마음이 변하는 경우에는 임상시험 동의를 철회할 수 있습니다. 임상시험을 원하더라도 각 환자 질병 상태에서 적절한 임상시험이 없거나, 해당 기관에서 진행하지 않는 경우에는 참여가 어렵습니다. 임상시험은 새로운 치료를 받을 수 있는 기회이기도 하기 때문에 막연한 거부감을 갖기보다는 담당 의사와 충분히 의논한 뒤 판단하시기 바랍니다.

호르몬 치료와 표적치료

53. 호르몬 수용체 양성 유방암이라고 들었습니다. 이것이 다른 종류의 유방암보다 순한 것인가요?

호르몬 수용체 양성 유방암은 유방암 세포가 자라고 퍼지는 과정에 여성 호르몬 자극이 관여를 한다는 뜻입니다. 이러한 호르몬 수용체 양성 유방암은 전체 유방암의 약 60~70%를 차지하는 가장 흔한 종류입니다. 다른 타입의 유방암에 비해 암세포의 증식 속도가 비교적 느리고, 평균적으로 초기 재발은 적은 특성을 가지고 있습니다. 하지만 각 환자의 유방암은 고유한 특징을 지니므로 일반화하여 설명할 수 없고, 다른 종류의 유방암과 비교하여 좋다 나쁘다를 비교하는 것보다는 유방암의 특성에 맞추어 치료를 해야 한다는 데 그 중요성이 있습니다.

54. 항암호르몬제가 타목시펜, 페마라, 아리미덱스, 아로마신 등 여러가지인 것 같습니다. 제게 맞는 것은 어떤 약일까요?

폐경 전 여성의 경우 난소에서 여성 호르몬의 분비가 활발하여 혈중 높은 농도의 에스트로겐이 유지됩니다. 폐경 후 여성의 경우 난소에서는 여성 호르몬을 만들지 않지만, 지방 및 간 조직에서 '아로마타제'라는 효소를 통해 여성 호르몬을 만들어냅니다. 타목시펜은 여성호르몬이 유방암 세포 수용체에 작용하는 것을 차단하는 기전으로, 폐경 전-후 여성 모두에서 사용될 수 있습니다. 페마라, 아리미덱스, 아로마신 등은 아로마타제 효소를 억제하여 에스트로겐 생성을 방해하는 것으로 난소가 기능하지 않는 폐경 후 여성에서만 사용할 수 있습니다. 폐경 전 여성이 페마라, 아리미덱스, 아로마신과 같은 아로마타제 억제제를 사용할 때에는 난소 기능을 억제하여 폐경과 같은 상태를 만들어주는 치료가 병행되어야 합니다.

 타목시펜을 복용 중입니다. 임신을 계획 중인데 어떻게 해야 하나요?

타목시펜의 경우 태아에 영향을 미쳐서 기형을 유발할 수 있다고 알려져 있습니다. 최근에는 타목시펜을 복용하는 중에 임신을 하여 건강한 아기를 낳았다는 보고도 있지만, 주의하여 나쁠 것은 없습니다. 타목시펜의 반감기는 약 2주인데, 6배의 반감기가 되는 시기인 끊은 지 3개월 시점에는 혈중에 타목시펜이 남아 있지 않으므로 최소한 3개월 동안 약을 중단한 후에 임신하도록 권유하고 있고, 더 안전하게는 6개월 이후로 권유하고 있습니다. 따라서 타목시펜을 복용하는 중인데 임신을 원할 경우는 반드시 담당 의사와 적절한 시점을 상의하시길 바랍니다.

타목시펜을 복용하면서는 자궁 검사를 해야 한다던데 왜 그런지요?

타목시펜은 안면홍조, 질 분비물, 부종 등의 부작용이 있지만, 심각한 부작용은 혈전 생성과 자궁내막암의 가능성입니다. 혈전 생성은 예측 및 예방이 불가능해, 갑작스런 흉통이나 호흡곤란이 오면 즉시 응급실을 방문하는 방식으로 발생 시 대처가 중요합니다. 자궁내막암의 경우 정기적으로 산부인과 검진을 시행하여 자궁내막의 두께를 보고, 비정상적인 질 출혈이 있는 경우에는 초기에 대처할 수 있으므로 반드시 자궁 검사를 1년에 1~2회는 시행해야 합니다.

55. 페마라를 복용 중입니다. 관절에 통증이 있는데, 어떻게 해야 하나요?

페마라, 아리미덱스, 아로마신과 같은 항호르몬 치료의 대표적인 부작용으로 나타나는 관절통, 근육통은 주로 복용 초기에 나타납니다. 6개월에서 1년 정도 지나면 호전되는 경우가 많기 때문에 초반에 소염진통제를 보조적으로 사용하며 경과를 보게 됩니다. 일부 환자의 경우 일정 시기가 지나도 통증이 지속되기도 하는데, 유방암 치료에 중요한 약이므로 증상이 미미하다면 가급적 항호르몬 치료를 지속하도록 권유합니다. 통증이 일상 생활에 지장을 초래할 정도라면 약제 변경에 대해 담당 의사와 상의할 수 있습니다.

56. 페마라(또는 아리미덱스, 아로마신)를 복용하면서 칼슘도 처방 받고, 매년 골밀도 검사도 하고 있습니다. 변비와 소화불량이 있는데, 꼭 칼슘을 먹어야 하나요?

나이가 드는 과정에서 여성호르몬 농도는 차츰 낮아지고, 이로 인해 뼈 속 칼슘이 빠져나와 골밀도가 감소하게 됩니다. 페마라, 아리미덱스, 아로마신 같은 아로마타제 억제제는 여성호르몬을 생성을 억제하여 뼈가 약해지는 속도를 더 빠르게 하여 골감소증, 골다공증의 원인이 됩니다. 이러한 골밀도 감소를 최소화하기 위해 칼슘 및 비타민D 복합제를 같이 처방하고 있고, 충분한 운동을 권유합니다. 골밀도가 골다공증 수준으로 낮아졌다면 칼슘 및 비타민D 복합제 외에 골다공증약을 추가로 투여하기도 합니다. 칼슘 복용 시 변비 및 소화불량이 있을 수 있는데, 우선 변비 및 소화불량의 다른 원인이 있는지 살펴보고 그 원인을 조절해야 합니다. 변비 개선을 위한 생활습관 조절 및 소화불량 개선을 위한 약제 등을 병용하며 칼슘 제제를 최대한 지속하는 것이 중요하고, 잘 안 맞는 경우에는 칼슘 제제를 다른 계통으로 바꾸는 시도를 할 수 있습니다.

57. 저는 허투(HER2) 양성 유방암을 가지고 있다는데, 독한 편이라고 하여 걱정이 됩니다. 어떤 치료를 해야 하나요?

유방암 세포에 HER2 단백질 발현이 많은 경우 HER2 양성 유방암이라 하며, 유방암 세포가 자라고 퍼지는 과정에 HER2 신호 체계가 관여하게 됩니다. 이러한 환자들은 재발 위험이 높고 예후가 좋지 않을 것으로 알려져 있으나, HER2 신호를 차단하는 다양한 표적치료제들이 개발되면서 이전에 비해 치료 성적이 매우 개선되었습니다. HER2 양성 유방암의 치료 근간은 HER2 활성을 차단하는 다양한 표적치료제와 기존 항암치료를 병합하는 것입니다. 유방암의 예후는 조직형 외에도 병기 등 다양한 지표들로 결정되며, 각 환자마다 고유한 특성의 종양을 가지고 있습니다. 따라서 특정 종류의 유방암을 독하다 순하다로 구분하기보다는 각 특성에 맞춰 적절한 치료를 받는 데에 집중하는 것이 중요하다고 생각합니다.

허셉틴이라는 표적치료제를 투여 받고 있습니다. 정기적으로 심장 검사를 하고 있는데, 왜 번거로운 검사를 해야 하는지요?

허셉틴은 허투 수용체에 작용하는 표적치료제로 부작용이 거의 없는 좋은 약제입니다. 다만 심장 기능을 떨어뜨릴 수 있는 심각한 부작용이 있습니다. 따라서 허셉틴 투여 중 숨이 찬 증상이 있으면 바로 담당 의사에게 알려야 합니다. 그렇지만 걱정은 안 하셔도 됩니다. 증상이 있는 심부전까지 발생하는 빈도는 1~3% 정도로 낮습니다. 이러한 부작용을 방지하기 위해 미리 검사를 하여 심장 기능에 이상이 없는 경우에만 허셉틴 치료를 시행하고, 또한 3개월마다 정기적으로 심장 검사를 하여 증상이 발생하기 전에 대처합니다. 따라서 번거롭더라도 심장 검사를 실시하는 것이 꼭 필요합니다. 가끔 기계를 이용한 방식으로 검사하는 경우 심장 기능이 떨어져 나오기도 하지만 심장초음파를 다시 시행해 허셉틴의 투여 여부를 결정합니다. 심장초음파를 시행하여 심장 기능을 보는 것이 가장 정확한 방법입니다. 그렇다면 처음부터 심장초음파를 시행하지 왜 번거롭게 기계로 먼저 검사하고 이상이 있으면 추후에 심장초음파를 시행하는지 의문을 갖는 분들도 있는데, 그 이유는 비용 문제 및 시행의 편리성 때문입니다.

58. 새로운 HER2 표적치료제로 좋은 약이 나왔다는데, 치료받을 수 있나요?

HER2 양성 유방암에서 표적 치료제는 핵심적인 역할을 합니다. 허셉틴, 퍼제타, 캐싸일라는 수술전 선행요법, 수술 후 보조요법, 전이성 유방암의 고식적 요법 모두에서 사용되고 있습니다. 이외에도 타이커브는 경구약으로서 전이성 유방암 치료에서 복용 가능합니다. 이외에도 HER2를 표적으로 하는 항체-약물 결합체인 엔허투(trastuzumab-deruxetecan) 및 경구 타이로신 키나아제 억제제인 투키사(tucatinib)가 전이성 유방암의 3차 치료제로서 효과를 인정받아 미국 FDA 승인을 받았습니다. 아직 국내에서는 허가되지 않아 사용이 어렵고, 임상 시험의 일환으로만 투여 가능하지만 곧 국내 환자들에게도 사용이 가능할 것으로 기대되고 있습니다.

59. 입렌스, 키스칼리, 버제니오라는 약제는 언제 쓰이나요?

입랜스, 키스칼리, 버제니오는 세포주기를 억제하여 암세포의 비정상적인 분열을 차단하는 역할을 합니다. 전이성 호르몬 수용체 양성 유방암 환자에서 항호르몬치료와 함께 사용하는 경우 항호르몬치료의 효과 기간을 약 2배 가까이 연장합니다. 전이성 호르몬 수용체 양성 유방암 환자의 1차 치료로 페마라, 아리미덱스, 아로마신과 같은 아로마타제 억제제와 함께 복용하거나, 1차에서 복용하지 않은 경우 2차 치료로 파솔로덱스와 함께 복용할 수 있습니다. 이러한 입랜스, 키스칼리, 버제니오와 같은 CDK4/6 억제제가 조기 유방암에서도 재발 위험을 낮추는데 효과적인 지를 검증하는 임상시험은 현재 진행 중으로, 아직 결과를 기다리고 있는 중입니다.

60. 삼중음성 유방암은 치료 방법이 적어서 문제라는데, 정말 인지요?

호르몬 수용체 2가지와 HER2 수용체, 즉 3가지 수용체가 모두 음성인 경우 삼중 음성 유방암으로 분류합니다. 호르몬 양성 유방암에서는 항호르몬치료, HER2 양성 유방암에서는 표적치료를 사용할 수 있고 새로운 약제들이 활발하게 개발되어온 것에 반해, 삼중음성유방암의 치료는 아직 항암화학요법을 기본으로 하고 있습니다. 최근에는 PD-L1 양성이 확인되면, 면역항암제 중 하나인 티센트릭(아테졸리주맙)을 기존 항암제에 병용하는 경우 더 효과적인 것이 확인되어 국내에서도 승인되었습니다, 이외에도 생식세포 BRCA 변이를 동반한 전이성 유방암 환자에게 PARP 억제제가 허가되어 또 하나의 선택지가 생겼습니다. 그러나 두 치료 모두 2021년 6월 현재 보험 급여가 되지 않아 비싼 약가가 제한점으로 작용하고 있습니다. 삼중음성유방암의 치료 성적을 향상시키기 위한 다양한 표적치료제, 면역치료제 등 새로운 약제들의 임상시험이 활발하게 진행되고 있으므로 임상시험 역시 적극적으로 고려하는 것이 추천됩니다.

61. 면역치료 및 세포치료는 어떤 것인가요?

암을 치료하기 위한 면역치료는 일반적으로 통용되는 '면역력을 높인다.'는 것과는 다른 개념입니다. 우리 몸의 면역세포는 정상세포가 아닌 것을 공격하도록 되어있고, 암세포 역시 면역체계에 의해 걸러져야 하나 암세포는 면역체계 감시망을 회피할 수 있는 여러 장치들을 가지고 있습니다. 그러한 회피 장치를 풀어주거나, 면역 세포가 암세포를 더 잘 인식할 수 있도록 유도하는 치료를 면역 치료라고 부릅니다. 즉, 환자의 면역체계가 암세포를 잘 인식할 수 있도록 하는 종양 특이적인 면역반응을 유도하는 것인데, 여기에는 면역관문억제제, 종양 백신, 종양 항원 항체 치료제, 세포 치료제 등이 포함됩니다. 현재 유방암에서 허가된 면역치료로는 면역관문억제제 중 하나인 티센트릭이 있고, PD-L1 양성 삼중음성유방암의 전이에서 1차 치료제로 사용됩니다. 세포치료는 환자의 세포를 채취하여 실험실에서 배양, 종양 치료에 도움이 되는 유전자 가공 등을 거쳐 다시 환자에게 주입하는 치료를 말하며 주로 혈액암에서 개발되었고, 유방암과 같은 고형암에서는 아직 연구 단계에 있습니다.

방사선 치료

62. 방사선은 눈에 보이지도 않고, 뜨겁거나 아프지도 않다고 들었습니다. 그렇다면, 방사선이 암세포를 죽이는 기전은 무엇인가요?

X선, 감마선, 전자선, 양성자선 등 고에너지 방사선을 이용해 각종 암을 치료하는 것을 방사선치료라고 합니다. 방사선은 암세포의 유전자(디엔에이 DNA)를 손상시켜 암세포를 죽게 합니다. 방사선은 암세포와 정상 세포 모두에 영향을 주지만, 정상 세포는 시간이 지나면 손상이 회복되는 데 반해 암세포는 손상이 회복되지 않고 사멸하게 됩니다.

63. 방사선치료, 토모치료, 양성자 치료는 다른 것인가요? 유방암에서도 토모치료나 양성자치료가 시행되나요?

토모치료나 양성자치료도 방사선치료의 한 종류입니다. 토모치료나 양성자치료는 3차원 방사선치료보다 주변 정상조직에 방사선이 덜 가게 하는 정교한 치료법입니다. 수술로 제거하기 어려운 위치에 림프절 전이가 있는 경우, 토모치료를 이용하면 부작용은 최소화하고, 치료 효과는 높일 수 있습니다. 예전에 유방에 방사선치료를 받은 후 내유림프절에 재발하였을 때 양성자치료를 이용하면 부작용을 최소화할 수 있습니다.

64. 유방암에서 어떤 경우에 방사선치료를 하나요?

1) 유방 보존수술 후

유방 보존수술(부분절제술)은 유방을 유지하면서 내부의 암 조직을 포함한 일부의 정상 유방 조직과 겨드랑이 림프절만을 제거하는 방법입니다. 유방암 대부분은 유방 내에 다발성으로 생겨, 암 덩이를 깨끗이 제거해도 30% 이상의 환자에서 유방 또는 주변 림프절 내에 맨눈으로 보이지 않는 미세한 암세포가 존재하는 것으로 알려졌습니다.

방사선치료는 이처럼 남아 있는 미세 암세포를 파괴함으로써 암의 재발을 방지하는 역할을 합니다. 여러 연구 결과에 따르면 초기 유방암에서 유방 보존수술 후 방사선치료를 하지 않으면 10년 동안 약 30~40%의 환자에게 암이 재발했으나, 방사선치료를 한 경우에는 재발률이 5~10% 정도로 현저히 감소했습니다. 그러므로 유방 보존수술 후에는 대부분 방사선치료가 시행됩니다.

2) 유방 전절제술 후

유방 전절제술을 시행한 후에도 유방이 제거된 흉벽 부위, 겨드랑이 림프절 등에서 재발의 위험이 크다고 판단되면 국소 재발을 방지할 목적의 보조 치료로서 방사선치료가 필요합니다. 구체적으로 ① 종양의 크기가 5cm 이상이거나 ② 종양이 유방 피부, 주변 근육 또는 갈비뼈 등을 침범하였거나 ③ 겨드랑이 림프절 전이가 확인되었거나 ④ 종양과 절단면의 여유 거리가 충분하지 않으면 방사선치료가 필요합니다.

65. 상피내암은 예후가 매우 좋다는데 방사선치료를 꼭 받아야 하는지요?

상피내암은 침윤성암에 비해 예후가 매우 좋습니다. 하지만, 상피내암을 가진 환자분들 중에 일부는 재발하는 것으로 알려져 있고, 재발할 때 상피내암이 아닌, 침윤성암으로 재발하기도 합니다. 또한 상피내암의 경우에도 방사선치료가 재발률을 낮추어준다고 알려져 있어, 유방을 보존하였을 때 방사선치료가 추천됩니다. 다만, 여러 재발 예측인자(나이, 상피내암의 크기, 병리학적 악성도, 호르몬 수용체 여부, 종양과 절단면의 여유 거리) 등을 고려하여, 재발률이 매우 낮을 것으로 생각될 때는 방사선치료를 생략할 수도 있습니다.

66. 방사선치료 과정과 기간에 관해 설명해주십시오.

방사선치료는 수술 후 4~6주쯤 지나서 상처가 아물고 팔 운동이 어느 정도 자유로워지면 시작합니다. 수술 후 암의 병기에 따라 항암 화학치료를 받을 때는 항암 화학치료를 끝내고 2~4주 뒤부터 방사선치료를 시작합니다. 암의 특성과 환자 상태에 따라 항암 화학치료와 방사선치료의 순서가 바뀔 수도 있습니다.

방사선치료는 '치료 여부 결정과 설명 → 모의 치료 및 치료 계획수립 → 치료 시작'의 순으로 진행됩니다.

1) 먼저 방사선종양학과에서 담당 의사의 진찰을 받습니다. 이때 치료 여부와 일정, 방법 등이 대략 정해지고, 그에 대한 설명을 듣게 됩니다.

2) 다음 과정인 모의 치료 및 치료 계획수립은 정확한 방사선치료를 위해 중요한 단계로, 병의 상태와 신체적 특성 등에 맞춰 방사선치료의 범위 등 계획 전반을 세우는 것입니다. 일반적으로 전산화 단층촬영(CT) 모의 치료기를 이용해 실제 방사선

치료 자세를 잡고 CT 촬영을 합니다. 방사선종양학과 전문의는 그 영상을 바탕으로 치료 부위에 들어 있는 폐나 심장의 손상을 최소화하고 종양 부분에 집중적으로 방사선이 들어가도록 컴퓨터로 계획합니다.

3) 컴퓨터 치료계획이 완성되면 환자는 모의 치료실에서 계획이 정확한지를 확인하는 절차를 거칩니다. 이때 치료 부위와 방향을 특수 잉크로 피부에 표시하고 1~3일 뒤부터 방사선치료를 시작합니다. 치료가 다 끝날 때까지 피부의 표시가 지워지지 않도록 조심해야 합니다.

방사선치료는 1일 1회, 1주일에 5일(월~금) 치료하며, 매회 치료 시간은 10~30분이며, 전체 치료 기간은 4~6주입니다.

67. 방사선치료를 받으려면 팔이 잘 올라가야 한다고 하는데, 왜 그런가요?

방사선치료는 누운 상태에서 팔을 머리 위로 들어 올린 자세로 시행됩니다. 팔을 억지로 올리면 몸이 휘게 되어 치료 자세가 바르게 재현되지 않아 정확한 치료가 진행되기 어렵습니다. 따라서 방사선치료 전에 수술받은 쪽의 팔 운동을 열심히 해서 팔을 자연스럽게 들어 올릴 수 있도록 하는 것이 중요합니다.

68. 방사선 때문에 피부가 약해진다는데 피부 관리법을 알려주십시오.

방사선으로 인해 치료 부위의 피부가 벌게지고, 가렵고, 건조하며, 일시적으로 약해집니다. 심할 때는 화상이 생기거나 피부가 벗겨지는 일도 있으니 적절한 관리를 통해 예방하는 것이 중요합니다. 피부 변화를 완화하기 위해 방사선 피부염 예방 로션이 처방됩니다. 피부에 문제가 생기면 담당 의사와 상담하시기 바랍니다.

방사선치료 중 피부 보호 요령은 다음과 같습니다.

✓ 브래지어는 착용하지 않는 것이 좋습니다.

✓ 브래지어 대신 패드가 붙어 있는 헐렁한 면 소재의 속옷을 착용하세요.

✓ 방사선치료 부위는 부드러운 면 소재의 헐렁한 옷을 입습니다.

✓ 옷에 풀을 먹이지 마세요.

✓ 방사선치료 부위를 문지르거나 비비지 마세요.

✓ 방사선치료 부위에 반창고를 붙이지 마세요.

✓ 방사선치료 부위를 햇빛에 드러내지 않도록 주의하세요. 외출 전 가벼운 옷으로 치료 부위를 덮어 주세요.

✓ 모의 치료 시 몸에 그려진 그림이 지워지면 안 되므로 그림이 그려진 부위는 비누칠하지 않습니다.

✓ 뜨거운 물도 피부를 손상할 수 있으므로 치료 부위를 씻을

때도 미지근한 물을 사용하고, 피부를 문지르거나 비비지 말고 가볍게 두드려 말립니다.

✓ 방사선치료를 받는 피부에는 뜨거운 찜질은 절대로 하면 안 됩니다.

✓ 방사선치료 부위 피부가 가려울 경우, 두드리거나 찬 물병을 손수건에 싸서 대세요(얼음팩은 오히려 피부를 손상할 수 있으니 사용하지 마세요). 가려움이 심한 경우 약 처방이 가능하니, 면담 시 이야기하세요.

✓ 목 부분 림프절(쇄골상 림프절)에 방사선치료를 받으시는 분은 치료 중과 치료 후 3개월까지 목걸이 착용을 피하는 것이 좋습니다.

✓ 방사선치료 부위의 겨드랑이털은 될 수 있는 대로 깎지 않습니다. 제모하려면 전기면도기를 쓰는 편이 좋습니다.

✓ 방사선치료 부위에는 하루 한 번, 자기 전에 그림을 피해 방사선 피부염 예방 로션 로션을 바릅니다.

✓ 의사와 상의 없이 특정 종류의 비누, 로션, 방취제, 약, 향수, 화장품 혹은 다른 물질을 방사선치료 부위에 사용하지 마세요.

69. 방사선치료 과정에서 생길 수 있는 불편한 증상은 무엇인가요?

방사선치료는 특정 부위에만 방사선을 조사하는 국소 치료로서 정확한 컴퓨터 계획에 따라 최신 장비를 사용하므로 심각한 부작용은 거의 발생하지 않습니다. 대체로 항암 화학치료보다 견디기가 훨씬 수월합니다.

치료 중에 생길 수 있는 피부 증상은 벌게지고 건조해지며 뜨끔거리는 등 햇볕에 탔을 때와 비슷합니다. 심하면 욱신거리고 따가우며 색도 까무잡잡해지지만, 치료가 끝나면 증상이 서서히 사라집니다. 드물게는 피부가 벗겨지고 진물이 나기도 하는데, 이는 겨드랑이 등 피부가 접히는 부분에 잘 발생하고 통증을 수반합니다. 이렇게 피부가 벗겨지면 화상치료가 필요한 때도 있으나 대부분은 1~2주 안에 호전됩니다.

피로감, 입맛 저하, 속이 울렁거림이 나타날 수 있고 개인차가 많습니다. 심할 경우 약 처방 가능합니다. 피로감은 치료를 시작하면서 바로 나타날 수도 있고 환자에 따라서는 느끼지 못할 수도 있습니다. 피곤하거나 몸이 무거운 느낌이 들 때는 활동을 줄이고 충분한 휴식을 취하고 충분한 영양 섭취가 필요합니다.

목 부분 림프절(쇄골상 림프절)이 방사선치료 범위에 속할 때는 치료 후반부에 침이나 음식을 삼킬 때 걸리는 느낌이 들거나 약간의 통증을 느낄 수 있지만, 치료가 끝나면 증상이 서서히 사라집니다.

70. 방사선치료를 마친 다음에 발생할 수 있는 합병증과 발생 시 관리 방법은요?

방사선치료가 끝난 후에도 치료 부위의 색소 침착, 부어오름, 열감, 뜨끔거림 등의 증상이 상당 기간 지속되며, 6개월~1년에 걸쳐 서서히 호전됩니다. 대개는 예전의 상태와 느낌으로 돌아가지만, 간혹 섬유화 등으로 인해 유방이 약간 딱딱해지거나 드물게는 모양이 변하기도 합니다. 방사선을 받은 유방은 열이 가해지면 단단해질 수 있으므로 사우나, 찜질방, 반신욕은 피하는 것이 좋습니다.

아주 드물게(100명 중 한두 명 이하) 방사선이 폐에 영향을 미쳐 치료 후 약 3~6개월 사이에 마른기침, 가래, 미열 등의 증상을 보이는 방사선 폐렴이 발생할 수 있습니다. 하지만 이런 증상이 보일 때 더 흔한 것은 감기이므로 감기약을 복용하셔도 되며, 마른기침 증세가 일주일 이상 지속되면 담당 의사와 상의하십시오. 적절한 치료를 받으면 한두 달 안에 정상으로 돌아옵니다.

겨드랑이 림프절 절제 정도에 따라 방사선치료 후 어깨 통증, 팔 운동 장애, 림프부종 등이 나타나기도 합니다. 평소 어깨 스트레칭과 림프흡수 팔 운동 및 마사지를 해주면 도움이 됩니다.

수술받은 팔은 채혈, 주사, 혈압측정은 하지 않고 베이거나 다치지 않도록 주의해야 하며 뜨거운 찜질과 얼음찜질은 피해야 합니다. 수술받은 팔을 밑에 깔고 자면 안 되며 압력을 주는 안마나 마사지를 하지 않습니다. 또한 수술받은 팔을 둥글게 조이는 장신구는 하지 말고 5kg 이상의 무거운 물건을 드는 일은 피하십시오. 팔과 손이 붓는 부종이 발생하면 병원으로 내원해야 합니다.

71. 방사선치료 기간에 아이들을 안아도 되나요?

유방암의 방사선치료는 보통 선형가속기라고 하는 장비에서 발생시킨 X선을 이용합니다. 이처럼 장비에서 만들어진 방사선은 치료 부위로 들어가는 순간 생물학적 작용으로 바뀌어 방사선 고유의 성질은 상실합니다. 따라서 치료실을 나오는 순간부터 아이들을 안아줘도 됩니다.

이와는 다르게 뼈 스캔이나 갑상선암의 요오드 치료 등 방사성 동위원소(radioisotope)를 이용한 검사와 치료의 경우에는 일정 시간이 지나 방사선의 세기가 약해지고 소변 등을 통해 체외로 배출될 때까지 다른 사람과의 접촉이 제한될 수 있습니다.

72. 방사선치료 후 언제부터 임신해도 되나요? 방사선치료 받은 유방으로 모유 수유를 해도 되나요?

방사선치료 중과 치료 후 1년까지는 임신을 하게 되면, 기형아 출산 위험이 클 수 있습니다. 따라서 이 기간에는 피임하셔야 합니다.

방사선치료를 받은 쪽 유방은 모유가 거의 나오지 않습니다. 또한 유두의 탄력성도 떨어져 아기가 모유를 흡입하는 데 어려움을 느끼게 됩니다. 하지만 방사선치료를 받지 않은 쪽의 모유는 오히려 늘어날 수 있으며 수유도 가능합니다.

모유 수유 여부를 결정할 때는 항암 화학치료 후 얼마나 지났는지, 호르몬 치료는 어떻게 했는지 등도 고려해야 하므로 먼저 담당 의사에게 문의하십시오.

73. 방사선치료를 받은 유방은 운동할 때 열감이 있고 땀도 나지 않습니다. 이유가 궁금합니다.

방사선치료에 의해 손상된 정상조직은 일정 기간이 지나면 대부분 회복되나, 간혹 회복이 안 되는 수가 있습니다. 특히 땀샘은 방사선치료에 예민한 조직이어서, 치료받은 쪽 피부밑의 땀샘 기능이 없어진 경우에는 시간이 지나도 회복되지 않습니다. 즉, 운동으로 체온이 오를 때 땀이 배출되면서 몸을 식혀주는데 방사선치료를 받은 유방은 땀이 배출되지 않아 열감이 느껴집니다.

74. 방사선치료 효과는 언제 확인할 수 있는지요? 방사선치료 중에 치료 효과가 좋은지 안 좋은지 확인 가능합니까?

유방암 방사선치료는 종양 및 주변 림프절에 대한 수술로 맨눈으로 확인할 수 있는 병변이 제거된 상태에서 시행됩니다. 종양이 제거되었더라도 남아 있을 수 있는 미세 암세포가 다시 자라 재발하는 것을 방지하기 위한 목적입니다. 따라서 방사선치료 중에 치료 효과를 확인할 수는 없습니다. 비유하자면 독감 예방 주사를 맞으면 추후 독감에 걸릴 위험성이 낮아지듯이 방사선치료도 부작용이나 합병증 없이 잘 받으면 재발률을 낮추고 완치율 향상에 이바지한다는 것이 수많은 임상시험을 통해 입증되었습니다.

한편 계획대로 치료가 잘 진행되는지는 매일 치료 담당 방사선사, 의학 물리사, 담당 방사선종양학과 전문의가 확인하며, 매주 치료실에서 치료계획에 따른 정확한 치료 여부 확인을 위해 X선 촬영을 하게 됩니다.

75. 뼈나 머리에 전이가 있을 때 방사선치료가 도움이 되나요?

뼈 전이로 인해 통증이 심한 경우, 방사선치료를 하면 70~ 80%의 환자에서 통증이 현저히 감소하는 효과가 나타납니다. 머리(뇌)에 전이가 있어 여러 가지 신경학적 증상이 있는 경우에도 방사선치료를 하면 증상 완화에 도움이 됩니다. 전이 부위가 다발성이 아닌 경우, 전이 부위에만 고선량의 방사선을 주는 방사선수술도 가능하며, 좋은 종양 억제 효과를 기대해볼 수 있습니다.

76. 방사선치료 기간 중 마지막 몇 차례는 국소방사선치료(부스트 boost 치료)를 한다고 하는데 무슨 치료인지요?

국소 치료란 방사선치료 과정 중 암이 있던 쪽 유방 전체부위에 방사선치료를 시행한 이후 암이 있던 자리만 범위를 좁혀 국소적으로 치료를 하는 것입니다. 이는 종양이 있던 자리 및 그 주변부에서 재발 발생 빈도가 높다는 연구 결과에 근거합니다. 따라서 국소 치료는 재발의 위험성이 높은 부분에 많은 방사선량을 조사함으로써 부작용을 낮추고 치료 효과를 올리는 치료 과정이라고 할 수 있겠습니다. 유방 보존수술을 받은 대부분 환자에게 시행됩니다.

전이와 재발

77. 유방암은 전이나 재발이 잘 된다고 하던데요, 사실인가요?

다른 모든 암과 마찬가지로 유방암은 재발할 수 있습니다.
하지만 예후가 나쁜 폐암이나 위암 등에 비하면 재발이 많은
편은 아닙니다. HER2 양성 유방암이나 삼중 음성 유방암의 재
발은 대부분 5년 이내에 일어나고 5년 이후 재발률이 많이 떨
어지지만, 호르몬 수용체 양성 유방암은 5년 이후 재발도 비교
적 많은 편입니다. 시간이 지날수록 재발 가능성이 낮아지지만,
10년 뒤 20년 뒤 언제라도 재발은 가능합니다.

78. 수술할 때는 림프절 전이가 없었고 항암화학치료도 했는데 그 후 전이가 되었다고 합니다. 왜 그런가요?

유방암은 혈액 또는 림프계를 따라 전이하는데, 눈에 보이는 종양은 수술로 제거하지만, 눈에 보이지 않는 미세 전이가 있을 수 있고 이로 인해 재발이 발생합니다. 이를 최대한 억제하고자 항암치료를 시행하지만, 항암치료가 전이된 암세포를 전부 죽일 수는 없기 때문에 완벽하게 전이를 예방할 수 있는 것은 아닙니다. 이와 같이 치료 후에도 재발의 위험이 있으므로, 자가 검진 및 정기 검사가 중요합니다. 또한 새로운 증상이 있을 시 내원하여 검사를 받는 것이 필요합니다.

79. 재발이 일어나는 시기, 부위와 증세, 치료법에 대해 알고 싶습니다.

유방암은 어느 시기에나 재발할 수 있습니다. 전체 재발의 70%는 2년 내에 일어나고, 5년 이후에는 재발 가능성이 상당히 낮아집니다. 하지만 10년, 20년 후 언제라도 재발하는 것은 가능합니다. 증상은 재발 위치와 범위에 따라 다양합니다. 수술 부위, 유방, 겨드랑이, 목 림프절에서 무언가 만져지는 경우 국소 재발을 의심합니다. 전신 재발인 경우, 뼈 전이에 의해 허리나 골반에 통증이 있기도 하고, 심한 경우에는 걷기가 어려워짐니다. 폐 전이 초기에는 증상이 없으나 진행하는 경우 기침, 호흡 곤란 등이 나타날 수 있습니다. 뇌 전이의 경우 두통, 구토, 시야장애, 균형감각 장애 등 다양한 증상이 나타날 수 있습니다. 재발 후 치료 역시 재발 범위에 따라 달라집니다. 국소 재발인 경우 다시 수술을 하거나 방사선 치료를 추가적으로 하는 경우도 있고, 전신 재발인 경우에는 완치가 어려워 약물 치료를 주로 시행하기도 합니다. 이에 대해서는 79번을 함께 참고하시기 바랍니다.

80. 유방암 수술을 받았는데, 시간이 지났는데도, 진단 받기 전처럼 유방이 아픕니다. 재발한건 아닌가요?

유방암 수술 후에는 칼이나 바늘로 찌르는 느낌의 통증이 종종 생깁니다. 이는 재발과 관련이 없으니 통증만으로 걱정할 필요는 없습니다. 다만, 유방이나 겨드랑이, 목, 가슴 부위 등에서 이전에 없던 멍울이 발견되거나 색깔이 붉게 변하지 않았는지를 확인해야 합니다. 새로운 멍울이 발견되지 않고 색깔 변화가 없다면 일단 안심하고 일상생활을 하면 됩니다.

비슷한 정도의 통증이 자리를 옮겨가며 발생하거나 생겼다 없어지는 등의 양상을 보인다면 계속 경과 관찰을 하고, 일정 부위의 통증이 점차 진행되는 경우에는 담당 의사에게 알릴 필요가 있습니다.

81. 전이 재발이 되면 완치가 가능한가요?

　전이가 된 유방암은 일반적으로 완치가 어렵습니다. 전이성 유방암의 경우 종양을 완전하게 없어는 것이 어렵고, 눈에 보이는 종양을 제거한다 하더라도 예후에 이득을 주지 않기 때문에 그 상태를 완치라 할 수 없습니다. 따라서 수술이나 방사선과 같은 국소 치료는 상황에 따라 보조적으로만 활용되며, 치료의 근간은 전신 약물 치료가 됩니다. 전이성 유방암의 치료 목표는 종양으로 인한 증상(예: 통증, 호흡곤란 등) 완화시키는 것, 질병 진행을 지연시키는 것, 삶의 질을 개선하는 것, 생존 기간을 연장하는 데에 있습니다. 간혹 영상 검사 등에서 종양 병변이 보이지 않을 정도로 호전되어 오래 유지되는 경우가 있기는 하지만, 다수의 환자에서 기대할 수 있는 경과는 아닙니다. 전이성 유방암의 치료 목표와 그 한계를 충분히 이해하고, 여러 약물 치료와 함께 완화 요법 등을 담당 의사 상의 하에 진행하시기 바랍니다.

일상으로의 복귀

82. 림프부종은 무엇이고 어떻게 예방하나요?

림프부종은 림프계 손상이나 기능 이상에 의한 림프액 수송 능력 저하에 의해 발생하는 부종으로 감염, 수술, 종양, 방사선 치료 및 외상 등을 이유로 림프계가 손상이 되어 발생하는 림프부종을 이차성 림프부종으로 분류합니다. 유방암 치료와 관련된 림프부종은 주로 겨드랑 림프절과 관련이 있습니다. 상지를 순환하는 림프액은 상지에 분포하는 림프관을 따라 겨드랑 림프절로 흐르게 되는데, 겨드랑 림프절 부위의 수술 또는 방사선 치료 등과 관련하여 기능의 저하가 있는 경우, 상지에서 순환하는 림프액이 제대로 이동하지 못하고 저류하게 되면서 겨드랑 림프절의 원위부로 부종이 발생하게 됩니다. 따라서 유방암 치료와 관련된 림프부종은 치료받은 쪽의 팔이나 손의 부종으로 나타납니다.

림프부종의 빈도는 감시림프절만 시행한 경우는 약 2~7%정도, 겨드랑 림프절 곽청술을 시행한 경우는 20%정도에서 40%까지 발생하는 것으로 광범위하게 보고되고 있습니다. 시기적으로는 약 3/4정도에서 치료 3년 이내에 발생하는 것으로 보고되고 있으나, 그 이후 시점에도 발생할 수 있습니다.

림프부종의 위험인자로 치료와 관련된 요인으로는 겨드랑 림프절 절제 범위가 넓은 경우, 겨드랑 림프절 부위에 방사선 치료를 한 경우 등이 있으며 일상생활과 관련된 요인으로는 비만 및 감염의 발생이 있습니다. 치료와 관련된 위험요인은 변경할 수 있는 부분은 아니므로 림프부종의 예방에는 일상생활과 관련된 위험요인에 대해 관심을 가지는 것이 필요합니다. 따라서 비만 관리 및 치료를 받은 쪽의 팔 및 손에 감염이 발생하지 않도록 상처 발생에 주의 하는 것이 필요합니다. 또한 림프절에 림프액 부하를 늘리지 않고 림프액의 순환을 방해하지 않도록 하는 일상생활 관리법은 다음과 같습니다.

림프액 생성을 증가시키는 요인

- 온열(온찜질, 반신욕, 족욕, 전기장판)
- 반복된 감염, 화상, 알레르기 반응
- 과도한 근력운동(무거운 아령, 빠르게 휘두르는 동작)
- 과도한 노동(이사, 김장, 명절가사)
- 장시간의 비행기 탑승
- 반복된 주사, 침, 안마(마사지)

림프액 흐름을 방해하는 요인

- 반지, 시계 등의 악세서리
- 조이는 속옷(거들, 브래지어)
- 장시간 백팩 착용
- 팔베개

83. 림프부종은 치료가 되나요?

림프부종 치료의 목표는 림프액 부하와 이를 해결하는 능력 사이의 균형을 복구하고자 하는 방법으로 림프계의 기능을 완전히 정상화시키는 치료 방법은 아직 없습니다. 림프계의 기능이 저하된 상태이지만 림프부종이 더 진행되지 않고 부종을 감소시키기 위해 치료를 진행하게 됩니다. 이를 위해서는 림프부종에 의한 조직의 섬유화가 일어나기 전 초기에 치료를 시작하는 것이 중요합니다.

국제림프학회(International Society of Lymphology)에서는 림프부종의 단계를 0기, 1기, 2기, 3기로 총 4단계로 분류하고 있습니다. 림프부종 0기와 1기는 가역적 단계로 조기진단과 치료가 동반된다면 정상으로 회복될 수 있는 단계이고, 림프부종 2기와 3기는 조직학적인 변화가 동반된 상태로 정상 상태로의 회복이 매우 어려운 비가역적인 단계입니다. 단계를 간단히 정리하면 0기는 림프관의 기능 이상은 있으나 관찰되는 부종은 없는 상태로 팔의 무거움이나 피로감 등을 느낄 수도 있는 단계, 1기는 부종이 관찰되나 팔을 올리고 있으면 호전되는 단계, 2기는 팔을 올리고 있어도 부종이 호전되지 않는 단계이며 3기는 조직의 섬유화가 더 진행하여 피부가 건조해지고 갈라지는 등의 변화까지 발생하는 단계입니다.

따라서 림프부종에 대한 초기 증상에 대한 교육과 추적관찰이 중요합니다. 초기의 자각증상으로 유방암의 치료를 받은 쪽 팔이나 손에 본인만 알아차릴 수 있을 정도의 부종의 발생하거나 부종을 확인하지 못하시더라도 무거움, 조이는 느낌 등이 있으므로 증상을 느낄 때에는 의료진에게 알리고 확인해 보는 것을 권유합니다.

84. 겨드랑이 림프절을 제거해서 림프부종의 위험이 있답니다. 운동할 때 유의할 점은 무엇인가요?

운동 중에 발생하는 피부와 근육의 움직임은 림프액의 흐름을 호전시킵니다. 하지만 과한 운동은 림프액의 생성을 과하게 만들어 림프의 부하를 많이 만들어 림프부종의 악화에 영향을 줄 수 있을 것으로 생각되기도 합니다. 따라서 림프부종 환자분이나 위험이 있는 경우에는 림프액의 흐름에 도움을 주기 위해 관절 가동 범위 운동 위주로 교육하고 권유하였습니다.

하지만 최근에는 유방암 치료와 관련된 상지 림프부종 환자분들을 대상으로 시행한 여러 연구를 통하여 점진적으로 진행하는 상지의 근력운동이 림프부종을 악화시키지 않는 것으로 확인되었습니다. 따라서 최근에는 상지에 림프부종이 있거나 위험이 있는 경우에도 점진적인 근력운동을 교육하여 진행하도록 하고 있습니다. 주의하실 부분은 근력운동을 진행하실 때는 림프부종과 관련된 의료진에게 진행해도 될지 및 시행하실 운동프로그램에 대해 미리 상의하고, 가능하다면 운동 전문가의 관리하에 운동을 진행하는 것을 권유 드립니다. 근력운동을 진행할 때는 저강도부터 점진적으로 운동을 진행하는 것이 중요하고, 필요시 압박스타킹을 착용하고 운동을 하는 것이 권유 드립니다(압박스타킹은 병원에서 처방받으신 의료용 스타킹을 의미합니다). 또한 운동을 진행하다가 부종이 발생하거나 악화되면 운동을 중단하고 의료진의 진료를 통하여 확인받는 것이 필요합니다.

85. 수술한 팔이 땅기고 아픕니다. 어떻게 해야 하나요?

수술한 팔이 땅기고 아픈 증상이 생길 수 있습니다. 팔꿈치를 쭉 펴고 팔을 들어 올리면 끈 같은 것이 쭉 땅기면서 아프고, 피부가 선 모양으로 움푹 들어가거나 튀어 나오는 것이 보입니다. 이러한 증상을 액와막 증후군이라고 합니다. 림프절이 제거된 후 남아 있는 림프혈관이 끈처럼 딱딱해지고 짧아져서 생기는 증상입니다. 천천히 스트레칭을 하면 수주 내에 땅기는 증상이 사라지게 됩니다.

수술한 팔의 위팔 안쪽 부분에 시리고 저린 증상이 있을 수 있습니다. 특히 겨드랑이 림프절을 제거하신 분들한테 많은 증상입니다. 이 증상은 위팔 안쪽의 감각신경으로 인해 나타나는데 수술 직후에는 증상이 심할 수 있지만 시간이 지나면서 조금씩 무뎌지고 통증이 사라지므로, 특별한 치료가 필요하지는 않습니다.

86. 수술 후의 팔운동 방법을 알려주세요.

수술 후의 팔운동을 하는 목적은 두 가지입니다. 첫째는 수술 후에 감소되어 있는 림프혈액 순환을 촉진시켜서 림프부종을 예방하는 것입니다. 둘째는 팔과 어깨를 잘 쓸 수 있도록 하는 것입니다. 운동을 할 때 통증이 느껴지거나, 팔이 잘 안 돌

아가거나, 올라가지 않으면 담당 의사 선생님과 상의하고 재활
의학과 진료를 받는 것이 좋습니다.

1. 림프흐름 증가운동

즉각적으로 림프흐름을 촉진하는 운동입니다.
붕대나 스타킹을 착용하면 더 효과적입니다.

1) 복식호흡
● 호흡할 때 가능하면
  가슴이 움직이지
  않고, 배가 움직
  이도록 합니다.
● 한손은 배 위에,
  한손은 가슴 위에
  올려놓습니다.
● 숨을 들이 마실 때 배를 불룩하게 하고,
  숨을 내쉴 때는 배를 납작하게 합니다.
● 들이 마실 때 천천히 5까지 세면서 코로 들이마시고,
  내쉴 때 천천히 10까지 세면서 입으로 내쉽니다.

2) 주먹 쥐기
● 손바닥이 천장을 향하게
  하고 천천히 주먹을
  쥐어줍니다.
● 3~5초 유지 후 천천히
  펩니다.
● 부드러운 공을 손에 쥐고 수행해도 좋습니다.

3) 팔꿈치 구부리기
● 막대나 수건을 잡고 팔꿈치는 옆구리에 붙여줍니다.
● 천천히 구부려 5초 유지 후 천천히 펴줍니다.
● 옆구리에서 팔꿈치가 떨어지지 않도록 주의합니다.

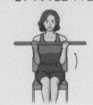
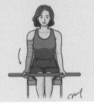

2. 주변 조직 스트레칭

섬유화된 조직, 짧아진 근육, 잘못된 자세로 인해
림프흐름이 방해받지 않도록 관리하기 위해 수행
하는 운동입니다. 3개월 이상 꾸준히 수행합니다.

1) 목 스트레칭
● 한 손은 뒷짐지고 반대 손으로 머리를 당겨
  10초 동안 유지합니다.
● 그대로 고개를 돌려 천장을 보며
  10초 동안 유지합니다.
● 양쪽을 번갈아 10회 반복합니다.

2) 코너 스트레칭
● 코너를 바라보고 한 발짝
  떨어져 섭니다.
● 팔꿈치를 구부리고 양쪽
  벽에 아래 팔을 올립니다.
  이 때, 팔꿈치는 가능한
  어깨 높이로 올려줍니다.
● 가슴을 코너로 내밀어
  15~30초 동안 유지하고
  시작자세로 돌아옵니다.
● 10회 반복합니다.

3. 코어운동

● 양쪽 무릎을 세우고,
  두 손을 엉덩이 옆에
  가지런히 놓습니다.
● 골반을 최대로 들어올린
  상태를 10초간 유지하고 시작자세로 돌아옵니다.
● 10회 반복합니다.

참고문헌) 림프부종, 2nd edition, 대한림프부종학회

87. 치료 중에 성생활을 해도 되나요? 질 건조증, 성교통 등에 도움 되는 방법이 있나요?

치료 중에도 삶의 질에 영향을 주는 성생활이 가능합니다. 성욕은 정상적인 생리 반응으로, 원만한 성생활은 자신감을 갖게 해주고 사회로의 복귀 및 치료에도 많은 도움을 줄 수 있습니다. 단, 항암제를 투약하는 기간 동안 백혈구 수치가 위험할 정도로 낮을 때에는 감염에 취약하므로 피하는 것이 좋습니다.

항암화학치료나 항암호르몬 치료 중에는 여성호르몬이 감소되어 질 건조증이나 성교통 등의 증상이 생길 수 있습니다. 질 건조증과 성교통을 예방하고 해결하기 위해서는 충분한 수분 섭취, 질 점막을 자극할 수 있는 화학물질 피하기, 수용성 윤활제 사용 및 케겔운동 등이 있습니다. 성생활을 할 때 주의할 점은 임신입니다. 치료 중 생리가 멈춘 것을 폐경으로 생각하여 피임을 하지 않다가 임신이 되기도 하므로 반드시 피임을 하십시오. 폐경은 혈액검사(에스트라디올과 난포자극 호르몬)를 통해서 알 수 있습니다. 유방암 치료 후 자녀계획이 있다면 치료 시작하기 전에 담당 의사와 안전하게 임신할 수 있는 시기에 대해 상담하십시오.

88. 치료 중에 가사와 직장생활은 어떻게 해야 할까요?

유방암 수술 후 가사와 직장생활은 가능합니다. 단, 집안일 등을 할 때에는 림프부종의 예방을 위해 팔에 상처가 나서 감염되는 일이 없도록 하고, 과다한 활동은 삼가야 합니다.

항암화학치료와 방사선치료는 보통 통원치료를 하기 때문에 직장생활이 가능합니다. 하지만 항암제 종류와 건강 상태, 직종에 따라 차이가 있기 때문에 일률적으로 판단하기는 어렵습니다. 직장에 다닐 때에는 컨디션 조절을 위하여 치료 스케줄을 주말 전날이나 하루 일과 중 늦은 시간으로 조정하면 도움이 됩니다. 연속적인 치료로 몸이 힘들어지면 업무 스케줄을 조정하는 것도 좋습니다.

참고로, 암 치료는 흔히 피로를 동반합니다. 이 피로는 일상적인 활동에 영향을 줄 수 있으므로 무리한 활동을 하지 마시고 충분히 휴식을 취하십시오, 낮잠이 도움이 될 수도 있습니다. 가족이 집안일이나 음식 준비 등을 도와줄 필요가 있습니다.

89. 수술 후 인조유방을 착용한다면 언제부터 하는 것이 좋습니까?

유방 전절제술을 받게 되면 반대편 유방과의 무게 불균형으로 어깨처짐, 목, 골반 등의 통증이 생길 수 있는데 인조유방은 수술 후 소실된 유방의 일부 또는 전체를 외형적으로 보완하여

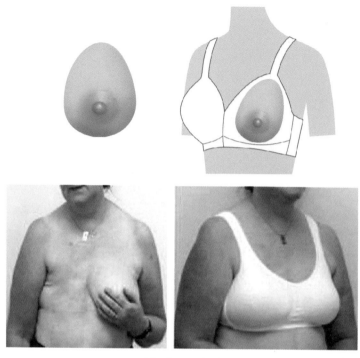

〈인조유방 착용법〉

어깨와 목, 골반 등의 통증을 예방하고 척추의 균형을 잡아주는
역할을 합니다. 대개는 유방 전절제술 후 4~6주가 지나 수술
부위가 충분히 치유된 후에 착용 가능합니다. 단, 항암화학치료
등으로 체중의 변화가 예상될 때는 착용 시기를 신중히 정해야
합니다.

　인조유방 구입은 해당 병원에 문의하거나 인터넷 검색 등을
통해 알아보실 수 있습니다.

90. 유방암 환자에게 좋은 음식은 어떤 것인가요? 술은 어느 정도 먹어도 되나요?

유방암 환자에게 특별히 좋은 음식은 없습니다. 암환자는 음식을 균형있게 잘 섭취하는 것이 중요합니다. 적절한 체중 유지, 규칙적인 운동, 알코올 섭취 제한 및 저지방 식사 습관은 유방암 재발을 낮출 수 있습니다.

항암제를 투여 받는 동안에는 대체요법 혹은 민간요법의 재료들이 혈액 독성, 간 독성을 유발할 수 있으므로 주의해야 합니다. 또한 항암제로 인해 입안의 통증이나 잇몸의 손상이 있는 경우는 부드럽고 양념이 강하지 않은 음식이 좋으며 자극적인 음식은 피하는 것이 좋습니다. 메스껍고 토할 것 같은 느낌이 있을 때에는 억지로 먹지 말고, 치료 한두 시간 전에는 먹지 않는 것이 좋습니다. 조금씩 자주 천천히 먹고 식후 휴식을 취하십시오.

91. 40대 여성으로 유방암 2기 진단을 받았습니다. 하늘이 무너지는 것 같았습니다. 그런데 시간이 지나면서 '왜 하필 이런 병이 나에게 생겼나?' 하는 생각에 화가 나기 시작했습니다. 주변의 위로에도 짜증만 날 뿐입니다. 어떻게 하면 좋을까요?

암환자들은 흔히 누군가를 탓하고 싶은 마음이 듭니다. 특히 암이 스트레스 때문에 생겼다고 생각하는 경우엔 스트레스를 불러일으킨 상황이나 사람을 탓하는 경향이 있습니다. 흔히 '스트레스는 만병의 원인'이라고 합니다. 하지만 스트레스가 직접적인 발암인자라고 할 수는 없습니다. 현대인이 앓는 대부분의 질병은 그 원인이 복합적입니다. 암도 마찬가지여서 그 원인을 알기 어렵습니다.

스트레스가 암을 일으켰다기보다는 스트레스를 과식, 음주 등의 잘못된 행동습관으로 푸는 것이 문제였을지도 모릅니다. 그렇다고 해서 자신을 과도하게 책망할 필요는 없습니다. 그런 위험 행동조차 암이 생긴 이유 중에서 극히 일부일 뿐입니다. 다른 사람을 원망하거나 자신을 탓하는 것은 투병에 도움이 되지 않습니다.

스트레스가 암의 원인은 아닐지 몰라도, 이미 암이 있는 환자에게는 면역력을 약화시켜 악성세포의 성장에 영향을 줍니다. 일상생활에서 스트레스를 받지 않고 살 수는 없습니다. 스트레스를 피하는 것보다 더 중요한 일은 스트레스를 잘 관리하는 것입니다. 지금부터라도 건강에 해로운 생활습관을 과감히 버리고 건전한 스트레스 해소법을 익혀야 합니다.

먼저 생활의 우선순위를 다시 정하십시오. 적당한 운동, 건강한 식생활, 좋은 대인관계, 건전한 신앙생활을 계속해 나가는 것이 중요합니다. 본인이 지금까지 살면서 힘든 일이 닥쳤을 때 어떻게 헤쳐 나왔는지를 생각해 보십시오. 원망과 분노에 휩싸

여 있기보다는 적극적인 투병 의지로 암과 마주 서서 싸워 나
가야 할 때입니다.

**92. 유방암으로 수술, 항암화학치료와 방사선치료를 다 마친 상
태입니다. 막상 치료가 끝나니 자꾸 눈물이 나고 울적합니다. 남
편과 아이들 모두 저를 잘 이해하고 도와주지만, 저는 아무 의욕
이 없습니다. 잠을 잘 못 잔다고 했더니 주치의가 정신건강의학과
상담을 받아보라고 했습니다. 거기 가면 무조건 신경안정제를 먹
어야 하나요? 일단 먹기 시작하면 중독이 될까 봐 걱정스럽습니
다. 치료비가 비싸지는 않은가요?**

유방암 진단 후에 수술과 항암화학요법을 받고 방사선치료까
지 마쳤다는 것은 일단 초기 치료가 일단락되었음을 의미합니
다. 우울증은 보통 암 진단을 받은 직후나 치료를 받고 있는 중
에 많이 나타나지만, 처음에는 멀쩡하다가 한참 후에 증상이 나
타나는 경우 도 있습니다. 처음에는 새로운 상황에 적응하느라
우울할 겨를도 없다가, 어느 정도 시간이 지나면서 비로소 자신
의 상황을 되돌아보고 좌절감, 절망감, 고립감, 고독감, 허무감
등의 감정을 느끼는 것입니다. 일차적인 치료가 종결되면 이제
부터 혼자서 관리해야 한다는 부담감과 재발·전이에 대한 막연
한 두려움도 느끼게 됩니다.
암환자들의 우울한 감정은 극히 자연스러운 반응입니다. 정

신적으로 약해서 우울한 것이라고 생각할 필요가 없습니다. 아무리 강인한 사람이라도 투병 중에 한 번쯤은 우울한 시기가 올 수 있습니다. 우울증을 극복하기 위해서는 가족들이나 친척, 친구 등 주변 사람들과 자주 대화를 하는 게 중요합니다. 우울해지면 대인관계가 위축되어서 사람들을 만나기 싫고 전화도 받기 싫어집니다. "내 마음은 아무도 이해하지 못할 거야. 말해봤자 남에게 폐만 끼치는 거야"라고 생각하지 않아야 합니다. 마음을 터놓을 수 있는 사람들에게 자신의 심정을 말하고 그들의 도움을 받으십시오. 가벼운 우울감은 '마음의 감기' 같아서 오래 지나지 않아 사라지고 다시 자신의 원래 모습을 찾을 수 있을 것입니다. 암 투병은 장기전이므로 중간에 슬럼프가 올 수 있습니다. 가능한 모든 도움을 이용해서 이 기간을 빨리 벗어나는 것이 최선입니다.

우울한 기분이나 의욕 상실 같은 증상이 한 달 이상 가거나 정도가 심하면 주치의에게 말해 정신건강의학과 상담을 받거나 항우울제를 처방받는 것이 좋습니다. 우울증은 조기에 발견해서 적절하게 치료를 받으면 잘 낫습니다. 전문가의 도움을 받으면 힘든 시기를 수월하게 극복할 수 있습니다.

우리나라에서는 정신건강의학과에 대한 뿌리 깊은 편견이 있습니다. 정신이 이상한 사람만 가는 곳이라거나 그곳의 약을 한 번 먹으면 끊지 못한다는 등의 통념들입니다. 진료 기록이 남으면 취직이 안 되거나 보험에 못 든다는 말도 합니다. 일반인뿐 아니라 의료인 중에서도 아직 이런 생각을 가진 분들이 있습니다. 안타까운 것은 정신건강의학과의 도움이 꼭 필요한데도 이같은 편견 탓에 적절한 서비스를 받지 못하는 환자가 많다는 점입니다. 선진국에서는 정신건강의학과 진료를 포함한 심리사회적 서비스가 암 의료에서 필수적인 요소로 되어가고 있습니다. 암환자의 정신적 스트레스를 선별해서 조기에 관리하면 삶의 질뿐만 아니라 생존율도 높아진다는 사실이 밝혀지고 있습니다.

가벼운 불면, 우울, 불안 등의 증상은 약 없이 상담만으로도 큰 도움을 받을 수 있습니다. 수면제, 항우울제, 항불안제 등 약물요법이 필요한 경우라 해도 증상 조절을 위한 것이므로 대부분 단기간에 끊을 수 있습니다. 암과 관련된 대부분의 정신과적 문제들은 중증 환자 산정특례의 혜택을 받아서 정신건강의학과의 치료비도 감면되므로 5%에서 10%만 지불하면 됩니다.

93. 5년 전에 유방암 진단을 받고 수술과 항암화학요법 등 힘겨운 치료를 마쳤습니다. 수술하신 선생님은 치료도 잘 되었고 재발의 낌새도 없다고 합니다. 하지만 재발을 하면 암 치료를 또 받아야 하는지, 아니면 아예 수술도 못 받고 죽어야 하는 건지 걱정이 태산입니다. 언제쯤 이런 불안에서 벗어날 수 있을까요?

재발 불안은 죽음에 대한 공포와 함께 암환자에게서 가장 흔히 나타나는 불안 증상 중의 하나입니다. 국소적인 암을 수술이나 방사선치료 등 근치적인 치료를 통해 완전히 없앴다 하더라도 자신의 몸 속 어딘가에 암세포가 남아 있을지 모른다는 걱정은 항상 잠재 해 있습니다. 어디가 조금만 아파도, 속이 불편하거나 설사만 해도 혹시 암이 재발되거나 전이된 것이 아닐까 두려움에 떨며 살얼음판 위를 걷는 마음으로 하루하루를 살아갑니다.

암의 재발 여부는 본인이 어떻게 하는가에 달려 있다기보다는 상당 부분 운에 좌우된다고 할 수 있습니다. 재발을 막기 위해 환자 본인이 할 수 있는 일은 건강한 생활태도로 충실하게 일상생활을 영위해 나가는 것입니다. 만약 재발이 돼도 국소 재발인 경우에는 다시 수술하면 완치가 가능하며, 그렇지 않더라도 최선을 다해 치료를 받으면서 자신의 수명을 다 사시는 환자들도 많습니다. 환우회 활동을 통해 비슷한 경험과 불안을 가진 다른 사람들과 대화를 하는 것이 불안의 완화에 도움이 될 수 있습니다. 불안이 오래 지속되고 시도 때도 없이 불쑥불쑥 떠올라서 일상생활이나 수면에 지장이 있을 정도라면 항불안제를 처방 받아 복용하거나 정신 건강 전문의와 상담해보는 것이 좋습니다.

94. 작년에 유방암 수술을 했습니다. 당시 주치의는 유방보존술을 택해도 된다고 했지만 제가 방사선치료까지 하기가 싫어서 유방전절제술을 받았습니다. 유방재건술은 몇 년 뒤에 재발이 없으면 받으려고 합니다. 그런데 수술 후에 제가 다른 사람의 시선에 예민해진 것 같습니다. 평상시에 사우나 가기를 좋아했지만 수술 후엔 갈 자신이 없습니다. 뿐만 아니라 저의 벗은 모습을 스스로 보기가 힙듭니다. 남편은 괜찮다고 하지만, 예전처럼 성생활을 즐길 수가 없습니다. 앞으로 어떻게 살아야 하나요?

수술은 종양을 외과적으로 제거하는 것으로서 암 치료의 기본입니다. 하지만 암 수술은 필연적으로 심리적 후유증을 남기게 됩니다. 유방은 생존에 꼭 필요한 장기라고는 할 수 없지만 여성성, 아름다움, 성적인 매력, 모성의 상징입니다. 유방을 잃는다는 것은 단순한 수치심이나 상실감의 차원을 넘어 신체 이미지와 성적 정체성의 문제를 불러옵니다. 유방절제술을 받은 환자들 중 일부는 실제 이상으로 자신의 신체가 보기 흉하다고 생각합니다. 따라서 자존감이 낮아지고 대인관계를 기피하는 경향이 있습니다. 성생활에 대해 흥미를 잃거나 성적 접촉을 회피하는 경우도 흔합니다. 유방절제술 외에 자궁절제술이나 전립선절제술 등도 성적인 문제를 많이 초래합니다.

유방보존술이나 유방재건술을 받는다고 해서 유방암 환자의 심리적·성적 후유증이 꼭 덜한 것은 아닙니다. 결국은 환자가 상황을 어떻게 받아들이느냐에 달려 있습니다. 상실된 유방에 대한 애도 기간이 끝나면 차차 자신의 새로운 신체에 적응하게 됩니다. 남편도 어떻게 환자를 지지해야 될지 몰라서 힘들고, 스스로의 욕구불만 때문에 괴롭습니다. 남편과의 대화를 통해 서로 걱정과 느낌을 나누고 이해하는 시간을 갖는 것이 좋습니다. 남편의 마음이 이러저러하리라고 혼자서 추측하다 보면 오히려 서로 간에 오해가 생길 수 있습니다. 지금의 고민을 남편에게 직접 이야기하십시오. 대화가 불편하다면 편지나 문자를 통해 생각을 주고받는 방법도 좋습니다. 현재의 어려움은 부부 관계를 더욱 친밀하고 공고하게 하는 기회가 될 수 있습니다.

신체 이미지의 장애, 성적 회피, 우울증 등이 심한 경우에는 전문가와의 상담이 필요합니다. 가능하다면 남편과 함께 가서 상담하는 편이 효과적입니다. 미용상의 문제는 유방재건술로써 어느 정도 해결할 수 있습니다. 하지만 여성으로서의 매력에서 외모는 그저 한 부분일 뿐이라는 점을 되새기면서 암 투병을 여성으로서 더욱 성숙해질 계기로 삼는 마음가짐이 필요합니다.

95. 유방암으로 수술과 항암화학치료를 받았습니다. 얼마 전부터 멍한 느낌이 들고 자주 깜박깜박 해서 물건도 잃어버리고 할 일도 잘 잊어버립니다. TV 드라마를 봐도 바로 앞의 스토리가 생각나지 않습니다. 항암화학치료 때문에 치매 증세가 온 걸까요? 아니면 전신마취를 받아서 머리가 나빠졌나요? 지난번의 머리 MRI

검사에서는 아무 이상도 안 보였다는데, 그 후에 머리로 암이 전이된 것은 아닐까 걱정도 됩니다.

암 치료를 받는 중에 기억력이나 집중력이 떨어졌다고 하는 환자분들이 많습니다. 이런 인지기능 장애는 항암화학치료만이 아니라 호르몬 치료, 방사선치료를 받는 암환자에게도 나타나는데, 특히 항암제 관련 인지기능 장애는 '항암뇌(chemo-brain)'라고 불릴 정도로 흔하게 호소하는 증상입니다. 뇌 영상검사를 해도 이상소견이 없습니다. 전신마취나 수술과도 관련이 없습니다. 신경심리검사를 해보면 객관적인 소견이 뚜렷하지 않은 경우가 많습니다. 환자가 호소하는 인지기능 장애가 실제의 신경학적 장애가 아니라 우울이나 불안 등 정신적 증상에 의한 것이어서 그럴 수도 있습니다. 물론 기존의 신경심리검사가 감지하지 못하는 미세한 기능장애가 실제로 존재할 가능성도 있습니다.

인지기능 장애를 예방하거나 개선하는 방법에는 약물요법과 인지재활요법 등이 있습니다. 치매가 아니므로 대체로 시간이 가면 차차 호전되지만, 일상생활에 지장을 덜 받으려면 기억에만 의존하지 말고 메모를 충실히 하는 등 현실적 대응 방안을 강구하는 것이 필요합니다. 문제가 지속되면 신경심리학적 검사를 통해서 인지기능 장애가 어느 정도인지를 평가하고 그에 따라 대책을 세워야 합니다.

96. 유방암 2기 진단을 받은 주부입니다. 현재 항암화학치료 중이고 다음 달에 수술을 받을 예정입니다. 연년생인 중학생 자녀가 둘 있습니다. 엄마가 암에 걸렸다는 사실을 알면 사춘기인 아이들이 충격을 받을까 봐 아직 이야기를 못하고 있습니다. 어떻게 말을 꺼내면 좋지요?

자신이 암에 걸렸다는 사실을 가족이나 주위 사람들에게 알리는 것은 쉬운 일이 아닙니다. 그 중에서도 어린 자녀들에게 엄마가 암에 걸렸음을 말하는 일은 훨씬 더 어렵습니다. 하지만 알리지 않으면 더 복잡한 문제들이 생기게 됩니다. 아이들은 이미 집안의 무거운 분위기 때문에라도 어느 정도 눈치를 채고 있을 터입니다. 계속 침묵하면 불필요한 오해를 불러일으킬 수 있습니다. 서로 웬만큼은 알고 있으면서도 눈치를 보며 쉬쉬하며 언급을 피하는 경우가 많은데, 이것은 좋지 않은 의사소통 방식입니다.

중학생이면 암이라는 질병과 죽음의 문제를 충분히 이해할 수 있는 나이입니다. 편안한 분위기에서 가능한 한 직접적으로 설명을 해주십시오. 엄마가 암에 걸린 것이 자신들이 속을 썩인 탓이라는 식의 자책을 하지 않도록 안심시켜 주십시오. 암은 가족의 질병입니다. 가족 구성원 전부가 협력해서 헤쳐 나가야 합니다. 아이들도 투병에 참여하도록 하십시오. 아이들은 그런 상황에 의외로 잘 적응하는 편입니다. 혹시라도 아이들이 주의가 산만해지거나 우울해 하는 모습을 보인다면 주치의와 상의하십시오.

97. 유방암 치료 후에 체중이 느는 까닭은 무엇이지요?

유방암 환자의 약 60%가 치료 후에 체중 증가를 경험합니다. 원인은 여러 가지가 있겠지만, 그 중 하나가 호르몬 치료의 영향입니다. 암의 재발을 억제하기 위해 타목시펜 등으로 호르몬 치료를 받으면 약제에 의해 기초대사량이 감소해 체중이 더 쉽게 증가합니다. 하지만 보다 중요한 원인은 유방암 치료 후 신체적 활동이 줄어들고 칼로리 섭취가 늘어나는 것입니다.

체중이 증가하면 여성호르몬 분비가 촉진되고 인슐린에 대한 저항성이 커져 유방암 재발 확률이 높아질 뿐 아니라 당뇨와 고혈압 등 성인병의 발생 가능성도 커집니다. 유방암 치료 후의 체중 관리목표는 감량이 아니고 치료 전 체중과 비슷하게 유지하는 것입니다. 과도한 칼로리 섭취를 삼가고, 활발한 신체활동과 규칙적인 운동을 하십시오.

98. 치료 후 혈압과 혈당이 높아진 이유도 궁금합니다.

누구나 나이가 들면 여러 가지 성인병이 생길 수 있습니다. 유방암 환자도 마찬가지여서, 암이 잘 치료되었더라도 고혈압과 당뇨병, 고지혈증 같은 성인병을 잘 치료하지 않으면 사망

위험도가 높아집니다. 한데 최근의 조사 연구에 의하면 암을 겪은 분들이 오히려 성인병 치료를 잘 받지 않는 것으로 나타났습니다.

혈압이나 혈당이 한두 번 높았다고 해서 무조건 약물치료를 받아야 하는 건 아니지만, 지속적으로 높은 경우에는 담당 의사와 상의해 적절한 치료를 해야 합니다. 성인병을 잘 관리하기 위해서는 약물치료 외에도 식사 조절과 규칙적인 운동 등의 생활관리가 매우 중요합니다.

99. 암 치료가 끝난 후 건강검진은 어떻게 해야하나요? 지금 받는 검사만으로 충분한가요?

정기적인 추적검사로 유방암 재발 여부를 확인하는 일은 꼭 필요합니다. 그러나 추적검사만으로는 신체의 다른 부위들이 어떤 상태인지를 확인할 수 없습니다.

유방암을 앓은 사람은 그렇지 않은 사람들에 비해 유방 이외의 부위에도 암이 발생할 확률이 높습니다. 특히 대장암, 난소암, 자궁내막암의 발생률이 1.5배 이상 됩니다. 그러므로 현재 40세 이상인 분들은 국가에서 권하는 정기적인 위암 검진, 자궁경부암 검진을 2년에 한 번씩 꼭 받고, 부인과 진찰도 정기적으로 받도록 하십시오. 그리고 5~10년에 한 번씩은 대장내시경검사를 받을 것을 권합니다.

100. 말기암은 어떻게 진단합니까? 그와 관련해 흔히 거론되는 완화의료와 호스피스라는 게 무엇인지 설명해 주십시오.

많은 분들이 4기암을 말기암으로 생각하는데, 4기암과 말기암은 다릅니다. 4기암은 암의 원격전이가 일어난 경우를 말하는데, 4기암의 경우에도 항암화학치료에 잘 반응할 수 있으므로 치료를 받을 수 있습니다. 말기암은 항암화학치료가 더 이상 듣지 않고 부작용이 커지는 단계를 말합니다. 말기암에 이르면 암에 대한 적극적 치료보다는 통증과 부종 등의 신체적 고통을 줄이고, 남은 삶을 보다 편안하고 의미 있게 지내도록 해 주는 호스피스·완화의료가 더 큰 도움이 될 수 있습니다. 호스피스·완화의료는 종양 자체나 항암화학치료로 인한 고통을 최소화하면서 사랑하는 사람들과 함께 삶의 마지막 단계를 보낼 수 있도록 적극적으로 관리해 줍니다. 이러한 일은 입원 병동 혹은 가정에서도 가능합니다.

말기암을 진단 받고서도 암세포를 죽이는 치료만 고집하는 것은 현명한 일이 못됩니다. 삶의 마지막 순간까지 치료만 하다 의식이 흐려져 소중한 가족이나 지인들과 제대로 이야기도 못 나누고, 병원 중환자실에서 쓸쓸히 운명하는 분들이 아직도 많습니다. 호스피스·완화의료는 남은 삶 동안 고통을 줄이고, 인간다운 품위를 유지하며 보낼 수 있도록 도와줍니다. 국립암센터에서는 호스피스·완화의료 서비스를 전문적으로 제공하는 의료기관들을 개인별 사정에 맞추어 연계해 드리고 있습니다. 국립암센터의 호스피스 상담실이나 사회사업실 또는 국가암정보센터 (1577-8899)와 호스피스 완화의료 홈페이지(hospice.cancer.go.kr)에서 자세한 안내를 받을 수 있습니다.

찾아보기

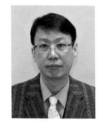

강한성

국립암센터 유방암센터/외과 전문의

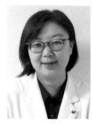

공선영

국립암센터 표적치료연구과/진단검사의학과 전문의

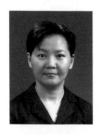

권영미

국립암센터 병리과/병리과 전문의

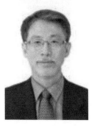

김대용

국립암센터 임상연구보호실장, 방사선의학연구과/
방사선종양학과 전문의

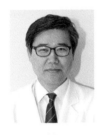

김석기

국립암센터 분자영상연구과/핵의학과 전문의

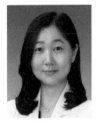

김연주

국립암센터 방사선의학연구과/방사선종양학과 전문의

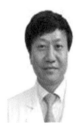

김 열

국립암센터 가정의학과장/가정의학과 전문의

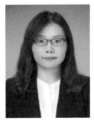

김윤주

국립암센터 영상의학과/영상의학과 전문의

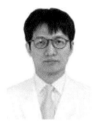

김태성

국립암센터 핵의학과장/핵의학과 전문의

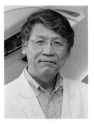

김태현

국립암센터 양성자치료센터장, 방사선의학연구과장,
방사선종양학과장/방사선종양학과 전문의

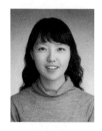

박소현

국립암센터 분자영상연구과/핵의학과 전문의

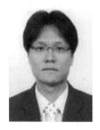

심성훈

국립암센터 치료내성연구과, 유방암센터/내과 전문의

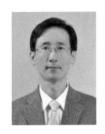

이근석

국립암센터 임상시험센터장, 유방암센터/내과 전문의

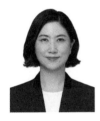

이시연

국립암센터 유방암센터장/외과 전문의

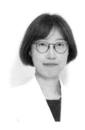

이은경

국립암센터 유방암센터/외과 전문의

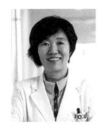

이은숙

국립암센터 국제암대학원대학교/외과 전문의

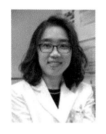

이현정

국립암센터 암생존자지원팀장/정신건강의학과 전문의

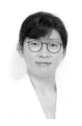

정소연

국립암센터 암생존자통합지지실장/외과 전문의

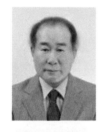

정해정

국립암센터 마취통증의학과/마취통증의학과 전문의

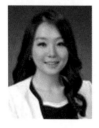

채희정

국립암센터 데이터구축팀장, 유방암센터/내과 전문의

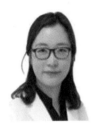

최보화

국립암센터 영상의학과/영상의학과 전문의

유방암 100문100답

초판 1쇄 발행	2008년 3월 29일
4판 1쇄 발행	2023년 3월 31일

지은이	유방암센터
펴낸이	서홍관
펴낸곳	국립암센터 NATIONAL CANCER CENTER
등록일자	2000년 7월 15일
등록번호	일산 제116호
주소	경기도 고양시 일산동구 일산로 323
출판	031)920-1957
관리	031)920-1377
팩스	031)920-1959

대표전화	1588-8110
국가암정보센터	1577-8899
진료예약	031)920-1000
암예방검진센터	031)920-1212
홈페이지	www.ncc.re.kr

ISBN	978-89-92864-60-2 (03510)

잘못된 책은 구입하신 곳에서 교환해 드립니다.